未刻本叶天士医案

清·叶天士 著
赵可琢 点校

中国中医药出版社
·北 京·

图书在版编目（CIP）数据

未刻本叶天士医案 /（清）叶天士著；赵可琢点校．北京：中国中医药出版社，2025. 4. --（中医师承学堂）.

ISBN 978-7-5132-9361-7

Ⅰ. R249.49

中国国家版本馆 CIP 数据核字第 20254Y1N75 号

中国中医药出版社出版

北京经济技术开发区科创十三街 31 号院二区 8 号楼

邮政编码　100176

传真　010-64405721

廊坊市佳艺印务有限公司印刷

各地新华书店经销

开本 710×1000　1/16　印张 9　字数 140 千字

2025 年 4 月第 1 版　2025 年 4 月第 1 次印刷

书号　ISBN 978-7-5132-9361-7

定价　38.00 元

网址　www.cptcm.com

服 务 热 线　010-64405510

购 书 热 线　010-89535836

维 权 打 假　010-64405753

微信服务号　zgzyycbs

微商城网址　https://kdt.im/LIdUGr

官 方 微 博　http://e.weibo.com/cptcm

天猫旗舰店网址　https://zgzyycbs.tmall.com

如有印装质量问题请与本社出版部联系（010-64405510）

内容提要

《未刻本叶天士医案》是清代名医叶天士弟子周仲升的跟诊所录，具有医案和笔记性质，以条文形式，展示了叶天士的辨证思路和选方用药。条文语言简洁，细细品读，可体会叶天士经典的三焦辨证施治方法。书中所治之病，广涉内、外、妇、五官等多科，所用方剂，既有经典名方，也有个人的经验效方，足以窥见一代名医之风范。

校注说明

《未刻本叶天士医案》是一部医案、笔记性质的医籍，其作者周仲升，为清代医家叶天士门人，考相关中医人物资料，未见周仲升详细记录，根据书中内容，知其为江苏一带人士。本书由上海医师张耀卿珍藏，著名医家程门雪（1902—1972）进行校读，并于1963年由上海科学技术出版社出版竖排本，目录学著作中未见著录其他版本。本次点校，即以1963年上海科学技术出版社版为准，并参考叶氏相关医案著作，如《临证指南医案》，对文中论述进行校注，以便更进一步了解、研究本书内容。

另外，本次校勘尚有几条通例，记述如下：

1. 原书程门雪批注内容，本书另行出校，并标以“程注”字样。

2. 为方便阅读，本次整理文中方药时，采取单独成段的方法。

3. 古今字、异体字、繁体字，如“藏”与“脏”、“府”与“腑”、“馀”与“余”等，以现行标准汉字为准，径改不出注。

4. 原书序、校记，置于正文之前。

5. 对于文中的“症”“证”相混，予以规范，不出注。

6. 诸如“桂元”“龟版”等药物名称，也予以规范，不出注。

限于校注者的能力和水平，纰缪之处在所难免，还请各位同道批评。

赵可琢

2025年1月

吴中天士叶老先生方案序

闻之士生斯世，不为良相，当为良医。盖以良相良医皆可救斯人之疲癃残疾，而不忍坐视其颠连而莫告也。然非识学兼到，相固不能济世，即医亦不能济人，吾考古之名相，无识何以旌别淑慝[①]，求贤以辅治，无学何以本仁祖义，监古以善今。古之名医，无识何以审病源之虚实，而调剂得其平。无学何以明脉理之精微，而制治有其要。是可知医国医人，初无二理，为相良固难，为医良亦不易也，无怪乎求良医于当代，不少概见，唯吴中天士叶老先生庶名克副实，不愧为良欤。粤稽叶老先生精通脉理，洞见病源，用药尤能心小胆大，当日之无远无近染疴求治者，日不暇给，症多怪异，而方亦新奇，每授汤丸，无不效验。所谓不笏而饶相业，有枢以转天心者，舍先生其谁属。所以仲升周子日侍左右，每见方案，无不汇而集之，积成卷帙，虽人之致病各殊，投剂亦异，未可以张冠戴李，致有毫厘千里之失。然读书临症之余，备以广博览，亦未始无旁通之益焉。其年顾亲翁，世业岐黄，亦有见及此，因即假周子原本，细心抄录，持以示余，乞余为序。余于披览之下，见叶先生按证酌方，各有因心之妙用。子夏云：虽小道必有可观者焉，良不诬也。后之学者，苟勿视为古人糟粕，而能深求其精义，无负叶老先生撰方之精心，与周子汇集之苦志，则识学虽未必兼到，而亦稍稍有合乎不为良相，当为良医之遗意，岂不大有功于斯世哉？余不揣固陋，冒昧为序，望勿以言之不文而姗笑[②]之，幸甚。

时乾隆己丑孟夏洵愚氏朱周夔书于存古堂之邀月轩

---

① 淑慝（tè 特）：善恶。

② 姗笑：嘲笑、讥笑。

程门雪序 ①

朱周燮不知何如人，文亦未甚高，但因此序而知此册实先生门人所抄录，甚可信也。周仲升虽署名于下，未言门人，他处亦未见之，苟无此序，无可征矣。顾其年既世业岐黄，其子侄辈自有承家学者，顾氏既假周本而抄录之，其侄辈又假顾本而重抄焉，则此本是矣。周氏原本无此序，朱君为顾作序，纪年乾隆己丑，册末抄者手记亦署己丑，虽无名字可以悬揣，所谓假叔父本者，必属顾其年之子侄无疑矣。时去叶氏未远，流传有绪，真确不疑，虽系寻常门诊之作，寥寥数语，而处方之妙，选药之精严，有非他人所能望其项背者。玩读再三，爱不忍释，耀卿同道得此见假，不私所宝，惠我多矣，因略为校正讹字，而记于端。

甲申九月

程门雪

① 程门雪序：本无标题，点校者加。

程氏校读记

此案舍末后附载一案是连方外，其余均系按日抄录门诊方，未曾经过修饰整理者，真可靠之叶氏原案也。唯不载姓氏及复诊、三四诊等等，漫无分别，使学人无从稽考，是大损失之处。其中案语有极简者只二字，如脉弦、脉左弦之类，且甚多，可见当日风气，寻常门诊，不重脉案。然以理推之，恐必是复诊或再三诊之类，其始诊必不如斯简略耳。此等案，人以为无可取，余仍珍视之者。良以以药推证，亦得六七。且其配合之美，同一可研味，故不废也。中间夏秋暑疟利咳嗽方最多，其余则调理虚损杂病间见，似是一年中所录，而长夏秋间为多耳。方重出者不少，其相类者尤多。大概普通病症均有一定标准，主药数味不甚换，其换者一二味耳。方多偶，用奇者十之一二耳，六味最多，多者八味，十味十二味不甚多见也。六味中四味不甚换，换者二味，如咳嗽门，沙参、花粉、川贝、桑叶四味尤多也。虽云套法，却堪究味，聚而玩之，制方选药，因症转移之理，十得八九。且其选药味至精湛，一味之换，深意存焉。六味之中，涵咏不尽。每含古昔名方数种为一炉冶，加减变幻之美，从来所无。清真灵活，如思翁书法、渔洋绝句，令人意远。余读其案方结构之美，则则有味，最为相契，平生心折，实缘于此，非徒然也。若同时生白诸公方案虽佳，生白文学高于天士，方案至佳，实经琢炼，方则平实逊之方之结构，逊之远矣，亦有极相似者，风气移人不自觉耳。天士用方，遍采诸家之长，不偏不倚。而于仲师圣法，用之尤熟。近人以叶派与长沙相距，以为学天士者，便非长沙；学长沙者，不可涉天士，真真奇怪之极。其实即以温热发明之故，貌似出长沙范围以外，宗奉者复加以渲染。或逾其量，如柴胡劫肝阴，葛根耗胃液之类，下语太死，引起反感，宗长沙者，因而大诋之，愈积愈深，竟成敌国。承其后者，竟不窥天士一字。但知漫骂[1]鄙弃，不知叶氏对

① 漫骂：当为谩骂。

于仲师之学，极有根柢也。案中所载，历历可征。诋者苟澄意阅之，不致狂言如呓矣。此集按方之佳处，正在相类方多，可资研究。若论议论之恢宏，治疗之奇特，收罗之广博，自不及《指南》之富、《存真》之精。而其特有之好处，亦二书所未有也。布帛菽粟，家常所需，贱不可废。奇珍异宝，时或逊之，此编则其例也。凡学一人欲得似，非仅择其精要而观之即可也，必并其寻常琐屑一一无遗，愈多愈详愈妙。昔有俳优欲学一相君之状态，遂投入时相之门，服役久久。一旦袍笏登场[①]，人皆骇然以为真相君矣，此则其例也。为道虽异，理实相同。从前医家师徒相承，别无秘法，读书之外，每日临症抄方，数年之后，自然得其薪传。若但选其精作医案读之，决不能成功如此也。又非专一不可，如临症抄方，一年换数人者，决不及数年随一人者成功之佳。此无他，驳杂不专耳。正如学书法一样，专则有进，杂则无成，其理同矣。若世传天士学更十七师，此成功已后之事。心有主宰，自然能选精华而去渣滓，亦如学书成后遍临诸家相同，非为入门初学言也。余调天下百种学问，均同一理，均同一法，所谓一以贯之，真不刊之论也。余决从天士入手，以几仲师之室。附记臆见于此，以示后来学者。天士未刊医案，极难获得。此编真而且多如是，其宝贵焉可以言语尽哉。自庆福缘，因记于此。

一九四四年九月十一日书种室灯下书

程门雪

① 袍笏登场：原指以官员扮相演戏，现比喻新官上任，含有讽刺之意。

目　录

方案①

古歙　叶桂天士　著

古吴　小狂周显仲升　集

嗽而脉数，脏阴亏矣。金水同治。第参之色、脉，恐延损怯。

熟地　甜北参　麦冬　茯神　川石斛　天冬

脉数咳嗽，盗汗形寒。营卫交虚矣。

小建中汤

脉数无序，阴亏阳亢之象。虽血来点粒，春夏木火炎炎，焉得保其不发。

生地　女贞实　丹皮　川斛　旱莲草　赤苓

脉弦且出鱼际，木火郁而不泄，阳明无有不受其戕。是以食下稍有不适，则为䐜胀，饥则嘈杂难耐，自宜肝胃同治，肝木宜疏，胃腑宜降，乃其治也。

归身　焦术　陈皮　柴胡　神曲　白芍　茯苓　炙草　香附　麦芽

阳微，阴浊泛逆。先为咳喘，继而腹满便溏。所谓喘必生胀是也。

真武汤

脉细如丝，形神尫羸②，嗽而气逆，下焦阳气颇衰，最虑喘脱，延至春和日暖，始可无虞。

茯苓　炙黑甘草　制附子　桂枝　北五味子　胡桃肉

---

① 程门雪注：人人皆知天士为吴人，考之叶氏家传，确系由歙迁吴者，其先本歙人也。朱氏序亦谓吴中叶老先生，此却署题古歙，非日侍左右者焉能详知如是耶？他处从未见之，此点殊堪注意也。

② 尫（wāng 汪）羸：亦作尪羸，指身体瘦弱。

用泻白散颇效，但不能痳，舌心辣痛，阴亦亏矣。

生地　川贝　玄参　麦冬　茯神　灯心

努力[①]络瘀，入春气升激络，血欲外溢未泄，气还瘀凝。胠胀腹膨，心中烙热，古谓治血莫如理气。气宣血降，良有以也。

黑栀　苏子　牛膝　桃仁　丹皮　茜草

形寒心悸，头旋身如溶溶[②]，此二维任带病也。由带中血液下渗，奇经失灌溉之源，日久有怔忡腰折之患，极[③]早图之。

熟地　牡蛎　桂心　巴戟　茯神　杞子　白芍　白薇

气痹不宣，食不运。

半夏　枳实　橘白　姜汁　茯苓　厚朴

固摄下焦方。

紫河车胶　熟地　山药　萸肉　杞子　大龟腹板　杜仲　五味　茯神　芡实　真麋角胶　苁蓉　川斛　建莲[④]

寒着气阻，右胁痹痛。

杏仁　桂枝　茯苓　生姜　瓜蒌　苡仁

脉数而软，嗽逆暮盛。

贞元饮[⑤]加茯神、葳蕤

痫厥议非痰病，用填摄下焦，潜阳熄风颇应。但风木司气，春三月发陈，

① 努力：或言用药用力过猛。

② 溶溶：水缓缓流动的样子，此处或言头眩如身处水中。

③ 极：[程注]极当时亟之误耳。

④ 建莲：福建建宁产的莲子，个体偏大，表面哑白色而泛青，略有皱缩，后同。

⑤ 贞元饮：《景岳全书·新方八阵》卷十五中有载，由熟地黄、炙甘草、当归组成，治疗气阻、呼吸不畅，后同。

尤宜屏除烦劳恼怒，恐厥阳鼓动，厥复发耳。

熟地　天冬　虎骨　龟板　茯神　牛膝　牡蛎　黄柏　远志　海参　川斛　湘莲①

阅病原。望色萎黄，参脉微细，此中阳困顿之候也。是以烦劳病呕尤甚，法宜温之。

人参　吴萸　熟附子　半夏　茯苓　淡干姜

温邪侵于肺卫，作之咳嗽。

杏仁　桑叶　川贝母　花粉　黄芩　南沙参

脉沉弦，脘胀噫气，口燥不寐，宜和肝胃。

川黄连　茯苓　枳实　淡干姜　半夏　橘白

温邪作咳。

玉竹　南沙参　生草　桑叶　川贝母　花粉

脉微细。

茯苓　熟淡附子　粗桂枝　炙草　紫衣胡桃　北五味

嗽减不寐，心中热。

温胆汤

脉虚，知饥恶食，宜益营分。

当归　茯苓　炙黑草　煨姜　陈皮　大南枣

肺痈。

苇茎汤加旋覆花、蒌仁

① 湘莲：湖南地区产的莲子，个体相对小，类白色，表面平滑，较圆整，后同。

脏真不固，阳浮失守，化风内煽，心悸不寐，火升气逆。阴不能平，阳不能秘耳。

桂七味汤加牡蛎

肝逆脘痛，右关独弦。

川楝子　茯苓　半夏　香附汁　良姜　青皮

风侵于肺络，咳嗽不已，渐延劳嗽。

白旋覆花　杜苏子　扁杏仁　瓜蒌仁霜　广橘红　海浮石

血溢阳升，法宜摄纳。

熟地　茯神　川石斛　珠菜　牛膝　穞豆皮[①]

辛以宣气，苦以降逆。

四磨饮

腹痛已止，左脉尚弦。

人参　茯苓　橘红　小川连　楂肉　白芍　青皮　吴萸　使君子　麦芽

咽喉如梗，脊热头旋，形神尫羸，脉来微细，经事如期。此属督脉空虚之候也，法宜温养。

鹿角霜　紫石英　白薇　川石斛　枸杞子　茯神　杜仲　桑椹子

咳嗽、梦泄、内热，金水同治。

熟地　川石斛　扁豆　茯神　北沙参　麦冬

阳衰则神痹[②]，补阳宜甘温。

---

① 穞（lǚ 吕）豆皮：黑大豆皮，可清凉养血滋阴，后同。

② 痹：[程注] 痹当是疲之误。

六君子汤

温邪未净。

玉竹　桑叶　川贝母　花粉　茯神　南沙参

左脉弦，咳嗽，阳气偏亢，温邪侵之，宜用甘药。

北梨肉　白花粉　青蒿　白沙参　霍石斛[①]　川贝

此非肺邪，乃下焦阳气浇漓，浊阴僭逆，为之浮肿咳嗽也，女科致此，当以阴中求阳。

济生肾气丸

脉尚弦芤，初之气中乙癸同治。

熟地　天冬　牡蛎　人参　茯神　川斛

此火虚阴邪上干，神志冒昧，头旋形寒。

八味丸

温邪郁于肺卫，咳嗽音嘶。

射干　花粉　生草　桔梗　玄参　象贝

知饥，食下䐜胀，脾钝胃强使然。

焦术　茯苓　神曲　炙甘草　广皮　川连　白芍　麦芽　山楂肉炭　青皮

脉涩，食下拒纳，宜理胃阳。

半夏　吴茱萸　延胡索　山楂　茯苓　高良姜　广橘红　麦芽

咳嗽失血，左脉弦数，少阴颇亏，厥阳不潜使然。

① 霍石斛：又名霍山石斛，即安徽霍山所产石斛，滋阴效佳，后同。

熟地　茯神　山药　牡蛎　川斛　湘莲

此冲疝也，由精血暗伤，冲气失守使然，法宜温养通摄兼施。

天真丹[①]

嗽逆，冲气不纳，形浮。

茯苓　桂枝　北五味　炙甘草

脉细涩，咳嗽三月不愈，温邪伏于肺卫使然，渐延阴损劳怯。

玉竹　桑叶　花粉　川贝　南参　梨肉

咽喉病缠绵不已，从少阴治缓图，乃不易正则也。葆真静养，尤为最要。

熟地　虎胫骨　川石斛　湘莲　秋石[②]　女贞子　龟甲板　牛膝　黄柏　天门冬　旱莲草　茯神

噫气，脉弦长，此木火上逆刑金，清降之司失职，延久有噎格之患，开怀为主。

枇杷叶　黑山栀　橘红　杜苏子　香附子　茯苓

经事参差，不时寒热盗汗，阴血下夺，阳无所附，营卫为之不谐也。

炙甘草　白芍　火麻仁　生地　粗桂枝　牡蛎　麦门冬　阿胶

腹膨呕逆，当温通阳气。

附子　吴萸　茯苓　干姜

用建中颇应，腰痛气逆，宜益下焦，贞元饮以继之可也。

---

① 天真丹：《临证指南医案》卷八载天真丸，由人参、黄芪、白术、山药、苁蓉、当归、天冬、羊肉组成，治精虚鼻渊，后同。

② 秋石：为食盐的加工品，后同。

少阴空虚，厥阳少涵上冒，头胀嘈杂，当乙癸同治。

生地　牡蛎　鸡子黄　茯神　天冬　真阿胶

阳浮不潜，耳鸣齿痛，当摄少阴。

大补阴丸

阴损难复，谷两气泄可虑。

熟地　茯神　天门冬　人参　阿胶　鸡子黄

腑阳不宣，腹膨溺短。

大针砂丸[①]

火虚不能燠土，不饥妨食，法宜脾肾同治。

人参　巴戟天　益智仁　茯苓　胡芦巴　菟丝饼

哮症交夏宜针。

咽腐不愈，咳呛音嘶，虚阳炎炎，由少阴之阴不能上承也。

生地　糯稻根须　人中白[②]　玄参　大鸡子黄　生甘草

脉出鱼际，吞酸神倦，此木火内郁，阳明受戕，所谓壮火食气是也。

川黄连　茯苓　枳实　吴茱萸　半夏　干姜

劳伤络瘀，失血之后，腹胀难运，络虚为胀，良有以也。

旋覆花汤加桃仁、大麦芽

劳伤中气，口苦妨食，小溲不利。

① 大针砂丸：未见相关记载。

② 人中白：又名白秋霜，为人尿沉结物，可清热活血，后同。

茯苓　白术　厚朴　广皮　泽泻　猪苓

温邪作咳形寒，曾失血，宜用轻药。

杏仁　桑叶　川贝　桔梗　橘红

因湿作咳疮疡。

桑皮　米仁　橘红　姜皮　杏仁　前胡

形寒，心悸，咳嗽。

小建中汤

此血虚络松，气失其护。左胁喜按，难以名状，宜辛润理虚，切勿乱投药饵。

杞子　柏子仁　酸枣仁　茯神　桂圆肉　大胡麻

阴不平，阳不秘，火升汗泄。

熟地　牡蛎　天冬　人参　茯神　湘莲

壮水之药，旦晚难以奏绩。

大补阴汤

脉涩，便血，心悸，头胀，此营虚阳浮不潜为病。

生地　牡蛎　白芍　阿胶　茯神　条芩

背痛形凛，经阻带多，法宜温养奇经。

鹿角霜　沙苑　紫石英　当归　小茴香　茯苓　生杜仲　羊肉

湿郁，溺痛，形寒。

桂枝　茵陈　大豆黄卷　苓皮　萆薢　飞净滑石

饮阻于肺，咳嗽失血，宜用清降。

旋覆花　薏苡仁　苏子　蒌仁霜　浙茯苓　橘红

劳伤失血，脉细。

茯苓　花蕊石　茜草　参三七　莲藕节　牛膝

脉微形痹，正气已亏，温邪未净，症势不轻。

玉竹　白沙参　北梨肉　川贝　南花粉　霍石斛

左脉数，咳嗽耳聋。

熟地　天门冬　川斛　茯神　穞豆皮　牛膝

郁则络瘀气痹，失血气逆。法宜宣通，但脉弦劲，正气已虚，当以甘缓。

淮小麦　茯神　炙草　柏子仁　白芍　枣仁

脉涩，痰多肢麻，虚风鼓动使然。

钩藤　橘红　浙菊花　桑叶　茯苓　天竺黄

阳微形浮。

茯苓　桂枝　附子　白术　泽泻　薏米

头重脘闷，脉弦。

桑叶　橘白　半曲　茯苓　菊花　川斛

嗽减痰多，交雨水节，血复溢。

旋覆花　扁杏仁　米仁　蒌仁霜　冬瓜子　浙苓

此少阴阳伤，渐致妨食形羸，中阳亦渐次告困矣。

真武丸

营阴枯藁，心悸，嘈杂，咳嗽。

炙甘草汤去参、姜，加牡蛎、白芍

风块[1]而多汗泄，非辛凉解肌可治。

黄芩泻白散

络瘀泻之为[2]，但左脉弦劲，肝阴颇亏，厥阳偏炽，亦不宜以此为长计也。

生地　淡菜[3]　新鲜藕　牛膝　茯神　穞豆皮

泄木安中，令其升降自如，则木不为之曲直矣。

人参　半夏　广橘白　吴萸　茯苓　枳实　淡干姜　川连

饮邪作嗽，不得卧。

杏仁　茯苓　半夏　白芥子　米仁　橘红

劳伤失血后，咳嗽气逆。

都气丸[4]

噫气嗽逆，当降肺胃。

枇杷叶　半夏　广橘红　青竹茹　茯苓　白粳米

脉浮弦。

桑叶　花粉　南沙参　川贝　杏仁　生甘草

下焦不纳，气逆脘闷。

① 风块：肌肤受风发疹成片。

② 为：［程注］为之下少一字，如宜字之意是也。

③ 淡菜：为贻贝科动物厚壳贻贝及其他贻贝类的肉，可补肝肾，益精血，消瘿瘤。文中珠菜，与淡菜所言为一物，后同。

④ 都气丸：出自《症闻脉治》卷三，即六味地黄加五味子，治疗肺肾两虚。

熟地　牛膝　紫石英　泽泻　茯苓　川斛　沉香汁　萸肉

咳嗽，音嘶，痰多。
熟地　牡蛎　丹皮　山药　茯苓　川斛　泽泻　牛膝

阴虚温侵，作咳痰血。
玉竹　南沙参　白花粉　川贝　霍石斛　生甘草

形寒饮阻，作嗽背痛。
桂枝汤去芍，加茯苓、杏仁

脉涩，咳嗽，背凛。
茯苓桂枝汤去芍，加米仁

知饥少运，宜理脾气。
谷芽　半夏曲　广橘白　茯苓　宣木瓜　煨生姜

阴弱，温邪上侵，发热咽痛，治以轻剂。
薄荷　象贝　桔梗　连轺　花粉　生草

下焦不纳，嗽逆喘急，最虑春半气泄，宜慎调护。
桂苓五味甘草汤加紫衣胡桃肉①

下虚气逆，作咳内热。
熟地　天冬　知母　茯神　麦冬　川斛

阳伤饮逆，咳嗽腹膨。
真武汤

① 紫衣胡桃肉：核桃仁。

温邪上郁，咳嗽音哑。

薄荷　射干　连轺[①]　桔梗　杏仁　象贝

下焦空虚，阳浮化风，头旋耳鸣，法宜收摄。

熟地　牡蛎　川斛　磁石　萸肉　牛膝　茯神　青盐

阳郁形凛，发热，脘痛。

杏仁　生姜　桂枝　厚朴　花粉　橘白

腰痛心悸，烦动则喘，少阴肾真不固，封蛰失司使然。切勿动怒，恐肝阳直升，扰络失血。

熟地　茯苓　左牡蛎　泽泻　牛膝　穞豆皮

脘闷不爽，不时头胀发热。此木火内郁，升降之机不泄，肝胃同治。

丹皮　半夏曲　钩藤　茯苓　黑山栀　橘红

湿热内郁发黄，丹溪谓五疸皆由湿热而成。

茵陈　枳实皮　广皮　大豆黄卷　谷芽　陈皮　茯苓[②]

脉沉迟，阳气殊虚，湿痰内阻经隧，右眶跳跃，乃类中之萌也，当戒酒勿劳动为要。

於潜白术　天麻　半夏　浙江黄菊　茯苓　钩藤

脉弦数，咳嗽，头胀。

青蒿　南沙参　苦参　川贝　白花粉　橘红

木郁胃困。

① 连轺：《汤液本草》载，连轺，《本经》不见所注，但仲景古方所注云，即连翘之根也，后同。

② 程注：广皮、陈皮二味重复，去其一可也。

黑山栀　神曲　茯苓　大麦芽　青皮　橘红

高年中消，木火乘中，由营液内槁使然。

麦冬　川斛　北沙参　知母　甘草　白粳米

脉数，梦泄，咳嗽。

熟地　茯神　麦冬　女贞子　川斛　湘莲　北参　旱莲草

阴亏阳亢。

大补阴汤

病后脉数不复，三阴亏矣，谨慎调理，弗致重损。

熟地　淮山药　粉丹皮　北沙参　泽泻　白茯苓　湘莲肉　白芍药

痰阻于中，阳明不宣。

半夏片　白蜜　茯苓　生姜汁

劳伤肾真，腰痛咳嗽。

贞元饮

脉细数，咳嗽音哑，此属阴损，金水同治。

固本汤加北沙参

小溲浑浊，梦泄腰痛。

熟地　北五味　线鱼胶[①]　覆盆子　巴戟天　青盐　菟丝子　白茯神　沙苑　杜仲　萆薢　远志肉

① 线鱼胶：为石首鱼科动物大黄鱼、小黄鱼、黄姑鱼或鲟科动物中华鲟、鳇鱼等的鱼鳔，主治肾虚滑精、产后风痉、破伤风、吐血、血崩、创伤出血、痔疮等，后同。

久嗽腰痛，行动气逆，脉细失血。

熟地　山药　麦冬　川斛　茯神　北参

冷物伤中，脘痛呕恶，大便如油。

丁香柄　半夏　吴萸　淡附子　茯苓　干姜

心悸形凛，不时遗泄。

茯苓　炙甘草　桂枝　大枣

肺热，咳嗽痰血，宜禁火逼。

玉竹　竹茹　白扁豆皮　柿霜　川贝　霍山石斛

先清气分之热，续商培元。

桑叶　青蒿　川贝　南参　骨皮　川斛

养阴涵木，以和浮阳。

生地　穞豆皮　珠菜　茯神　川石斛　鲜藕

温邪脉小，怕其内闭。

枇杷叶　杏仁　淡豉　瓜蒌皮　枳壳　橘红

脉弦涩，肢麻痰多，阴血颇亏，虽有痰阻，以末治之。

枸杞子　浙江黄菊　茯神　白蒺藜　穞豆净皮　桑叶

温侵作咳。

玉竹　南沙参　竹茹　桑叶　川贝母　杏仁

脉数无序，上焦肺气燥矣，胸臆隐隐痹痛，怕其咳吐痰血。

枇杷叶　蒌皮　杏仁　北梨汁　苏子　川贝

脾呆胃钝，湿热内蒸，小溲浑浊，下溢白沃，当从中治。

焦术　川连　谷芽　荷叶蒂　神曲　广皮　木瓜　炙甘草

此败精凝瘀为淋，法宜通泄。

虎杖散

脉弦腹痛，便泄不爽，此下焦阳微，阴浊僭逆使然。

胡芦巴　萆薢　桂心　巴戟天　青皮　茯苓

脉歇，阳伤阴干，便泄腹膨，宜节食物。

真武汤

食饮下咽，必咳逆，方爽能纳，属噎格之渐。

枇杷叶　苏子　蒌仁霜　旋覆花　茯苓　广橘红

食下拒纳，左脉弦数，此属噎格。

旋覆花　半夏　姜汁　代赭石　茯苓　川连

温邪郁于肺卫，咳嗽音嘶，脉微。

泻白散

脉弦而涩，肝阴颇亏，中气亦弱，肝胃同治。

何首乌　茯神　制白蒺藜　桑椹子　川石斛　杞子　浙江黄菊　建莲肉

左脉数。

熟地　川石斛　茯神　麦冬　旱莲草　女贞

腹鸣，渐有胀满之势，小溲不利。

熟地　茯苓　桂心　山药　牡蛎　泽泻　牛膝　丹皮

三疟，食下少运头胀。

归身　白芍　陈皮　茯苓　大枣　焦术　炙草　柴胡　生姜

脉微不耐按，真元已惫，何暇理邪，症危不易图治。

真[①]元饮

木郁泄之。

越鞠丸

此劳伤营卫，寒热时作，心悸胸痛，怕其失血。

小建中汤加芍，加牡蛎

温邪咳嗽。

薄荷　连轺　黑栀　花粉　桔梗　生草

酒客夹湿发热，疹未宣达，湿温内郁，蒸黄脘痹，法宜和之。

茵陈　广白　连皮　豆卷　桔梗　生草[②]

久利盗汗，恶心形凛，肌发红点如瘾，虚中夹邪耳。

谷芽　木瓜　半夏曲　茯苓　广皮　荷叶蒂

动怒阳升血发。

生地　山漆汁　川石斛　茯神　穞豆皮　花蕊石

脉弦滑，痰饮内阻，左肢麻木，疟后致此，由伏湿未净，升降之机失司，是以酿为浊邪耳。

生於术[③]　半夏　橘红　白蒺藜　枳实　茯苓

---

① 真：[程注]真疑贞误，后同。

② 连皮：[程注]连皮者连皮苓也，广白则橘白，未免太简矣。

③ 於术：浙江於潜产的白术，后同。

肺脾气失肃降之司，食下呕逆，吐出瘀浊，气宣血自和。

枇杷叶　苏子　紫菀须　降香汁　枳壳　白桔梗

喜饮热酒，胃络积热血瘀，中脘痹痛，谷食渐减，脉来弦涩，年已望五[①]，最虑营枯气结，他日有关格之患。

半夏延胡酒法丸

脾弱少运，食下䐜胀。

焦术　广木香　人参　茯苓　广皮　砂仁壳

形寒咳嗽，脉小。

杏仁　桂枝　生姜　炙草　花粉　大枣

气弱神倦食减。

谷芽　半曲　新会　茯苓　木瓜　煨姜

哕逆脉弦，胃虚木乘使然。

半夏　木瓜　川石斛　茯苓　谷芽　广皮白

脉小肢麻，属阳微失护，痰饮内阻，日久有类中之患。

术附汤

年十九，形貌伟然，火升失血，向有梦泄，显是少阴肾真空虚，阳浮失守，冲激阳络使然。肾主封蛰，宜固之摄之，而药饵草木，即血肉有精[②]亦难克[③]溢有形之阴。究竟全赖自知利害，葆真为第一要义。

熟地　阿胶　天冬　女贞子　元武板[④]　湘莲　珠菜　牡蛎　海参胶　旱

① 望五：年近五十。

② 精：［程注］精乃情之误。

③ 克：［程注］克是充字。

④ 元武板：即龟板，后同。

草　茯神　山药　霍斛　穞豆皮

动怒气逆，作咳脘闷。

枇杷叶　苏子　钩藤　广橘红　茯苓　桑叶

血溢[①]暗耗，奇经失护，心中如焚，肢节交冷。

生地黄　天冬　阿胶　桂圆肉　柏子仁　当归身　白芍　丹皮　枸杞子　穞豆皮　茯神　枣仁

久利，脉涩，腰酸。

鹿角霜　川续断　禹余粮　紫巴戟　赤石脂　椿根皮

血瘀胸痹，恐暴涌汗泄则脱。

半夏　茯苓　闽姜　延胡索

食下膜胀脘痞。

半夏　茯苓　枳实　干姜　橘红　肉桂

气钝失运，食下则胀，大便不爽。

香砂枳术丸

宣肺降胃，以理气逆。

半夏　黑栀　枇杷叶　橘红　茯苓　土蒌皮

脉微阳伤，三疟形浮。

真武汤

久疟，宜和营卫。

① 溢：［程注］溢疑是液之误，殆录方时误听耳。

茯苓　炙草　煨姜　桂枝　白芍　南枣

且和胃气，补中姑缓。

谷芽　半曲　益智仁　茯苓　广皮　宣木瓜

寒侵，疝逆腹痛。

川楝子　荔枝核　茯苓　大橘核　小茴香　桂木

卫阳怫郁，形冷咳嗽。

苦杏仁　大桂枝　生姜　炙甘草　天花粉　大枣

易感客邪，肺卫虚耳，而脉细涩，少阴肾精亦亏，当以培补为妥，刻下且以滋养柔金，清肃卫热。

生甘草　川贝母　玉竹　南沙参　地骨皮　白糯米　桑叶

温邪夹食，咽痛腹疼。

桑白皮　紫苏梗　枳壳　广橘红　白通草　桔梗

益阴固精。

熟地　茯神　湘莲　左牡蛎　穞豆皮　苦参

左脉弦涩，心营暗耗，心阳不宁，寤多寐少，心悸怵，静养为主。

淮小麦　柏子仁　丹参　酸枣仁　建莲子

暂清上焦温邪。

桑叶　玉竹　川贝　南参　花粉　茯神

左脉弦。

真武丸

脉微。

熟地　天冬　茯神　人参　霍斛　杞子

脉弱带数，真元颇亏，内热咳呛。

熟地　天冬　穞豆皮　茯神　北参　霍石斛

气逆呃忒，宜降肺胃。

茯苓　半夏　枇杷叶　橘白　枳壳　旋覆花

湿积脾困，便溏腹痛。

厚朴　陈皮　砂仁壳　茯苓　麦芽　陈神曲

冲气上逆，宜摄下焦。

桂七味丸

两尺空大，嗽逆，行动气急，当摄下焦。

都气丸

身痛形凛。

瓜蒌桂枝汤

脉弦，胁痛绕脘，得饮食则缓，营气困耳，治以辛甘。

桂枝　川椒　白蜜　煨姜

由头痛致目昏脘闷，属肝火怫郁，阳明气逆为病。

疏肝散

疟伤脾阳，脘闷少运，脉细，法宜温理中焦。

焦术　神曲　广皮　茯苓　谷芽　煨姜

湿痰内阻，脘闷不爽，大便溏泄。

益智　广皮　广木香　茯苓　厚朴　砂仁末

心阳内燔。

导赤散加赤苓

色萎，脉弦数，营损之象，益以甘缓。

当归　炙草　煨姜　茯苓　广皮　南枣

瘀行后宜益正气，戒酒为要。

焦术　广皮　炙草　建莲　茯苓　谷芽　木瓜　米仁

脉微，久泄，瘕聚。

四神丸

食物失宜，下利更甚。

益智　胡芦巴　青皮　茯苓　炮老姜　荜茇

有年气弱，食下少运，左脉弦劲，肝邪僭逆，将来恐有关格之患。

煨姜　宣木瓜　人参　茯苓　半夏曲　陈皮

嗽逆不得卧，短气脉涩。

杏仁　粗桂枝　半夏　生白芍　茯苓　淡干姜　炙草　五味子

积着于胃，脘中痹痛，高年宜和不宜攻。

姜渣　麦芽　茯苓　厚朴　延胡　半曲

痰厥头痛。

半夏　吴萸　干姜　茯苓

食物失宜，冷着于中，胃痛复作，先宜理之。

半夏　茯苓　麦芽　煨姜　橘红　苏梗

温邪作咳，脉弦数，恐咳伤阳络失血。

桑叶　杏仁　花粉　川贝　生草　南参

食下拒纳，必呕出完谷方爽，味酸，二便不爽，此肝邪上逆，阳明不降使然。

人参　茯苓　干姜　半夏　枳实　川连

此肺痹为嗽，音嘶，莫作损怯治。

补肺阿胶汤加桔梗

水液上泛，形浮嗽逆，无如不独阳微，阴亦为之亏矣，用药之难以图功在斯。

茯苓桂枝五味甘草汤

阳微饮逆，咳嗽呕恶。

真武汤

温邪发热，咳嗽咽痛。

玉竹　白沙参　桑叶　川贝　南花粉　梨汁

肺气不宣，阳明少降，胸闷时作时止，所谓上焦如雾耳。

杏仁肉　米仁　广橘红　白豆蔻　茯苓　枇杷叶

产后营虚寒侵，身痛形凛。

当归桂枝汤去芍，加茯苓

肝阴有亏，厥阳内燔。

鳖甲　丹皮　生地黄　白芍　青皮　穞豆皮

噎格难治。

半夏　茯苓　生姜汁

食滞，下利腹痛。

厚朴　谷芽　煨姜　陈皮　半曲　枳实

肝风痉厥，今色萎脉软，气渐馁矣，宜甘缓益之，不必见病治病。

人参　牡蛎　淮小麦　茯神　龙骨　真飞金

温邪咳嗽，头胀鼻塞。

薄荷　象贝　桑白皮　桔梗　杏仁　生甘草

脉数，失血咳嗽。

熟地　北五味　茯神　芡实　湘莲　甜北参　山药　牡蛎　天冬　人乳粉　阿胶　麦冬

脉涩，左肢麻，胁痛不能左眠，大便溏泄，此肾真空虚，木少涵养，厥阳冲扰，阳明失阖使然。无如乏力用参，唯摄少阴而已。

桂七味丸

下虚湿着，腿软无力。

杜仲　虎胫骨　巴戟　木瓜　白蒺藜　萆薢

郁气不宣，胸闷噫气。

郁金　枇杷叶　半曲　枳壳　广橘红　茯苓

两尺空大，少阴空虚，食下少运噫气，亦肾为胃关之义。

菟丝饼　胡芦巴　茯苓　砂仁末　益智仁　广皮

咳嗽，音嘶，脉细，宜摄少阴。

贞元饮

病后茔酒太早，脾阳受戕，湿伏成泄，湿胜则濡泄是也。

茆术炭[1]　砂仁壳　广皮　厚朴　块茯苓　大腹皮　猪苓　泽泻

利止，腹痛未减，大便不爽。

大茯苓　山楂炭　青皮　淮麦芽　广橘红　桂心

阳明络虚，风邪乘之，头痛，颧颊偏右皆木，将来必致损目。

黄芪片　於潜术　茯苓　防风根　明天麻　炙草

寒热，咳嗽，身痛。

瓜蒌桂枝汤去芍，加杏仁

阴弱，风温作咳，痰血。

玉竹　花粉　白沙参　茯神　川贝　甘蔗汁

动怒肝气上逆，脘痛有形攻触。

川楝　麦芽　茯苓　青皮　香附　橘红

茹素营气不长，咳嗽妨食，天癸渐断，恐延干血。

黄芪　炙草　茯神　归身　大南枣肉

少阴空虚，冲气上逆，卧则咳呛，咽干隐隐燥痛，少阴之脉循喉咙，阴少上承，阳乃亢耳。

熟地　女贞子　金钗川斛　天冬　人中白　糯稻根须

① 茆术炭：即茅术炭，后同。

阳伤夹邪，形凛发热咳嗽，脉带歇，恐喘急。

杏仁　粗桂枝　生姜　茯苓　炙甘草　大枣

脉微按之数，咳嗽，食下便溏，此阴损及阳，殊不易复，须胃强能纳，庶可撑持。

六君子汤去半夏，加白芍

漏疡血液下渗，气弱形寒发热。

贞元饮

产后恶露不行，腹痛脘闷，法宜两和气血。

香附　丹皮　茺蔚子　延胡索　泽兰　楂肉　穞豆皮　柏子仁

肺饮不得卧。

旋覆花　米仁　杏仁　白芥子　半夏　茯苓

气弱神倦，妨食，耳鸣。

人参　当归　炙甘草　煨姜　茯苓　半夏　生谷芽　大枣

脉弦。

茯苓　炙草　南枣　桂枝　广皮　煨姜

嗽减，自汗口干。

玉竹　茯苓　南参　骨皮

白糯米泡汤代水

阳困失旷[1]，胸闷腰痛。

苓姜术桂汤

① 失旷：旷失，即缺失。

络伤失血，脉弦而虚，恐其难耐夏热。

熟地　牛膝　花蕊石　大淡菜　茯苓　藕节　穞豆皮　川斛

阴寒下着，腹痛形寒。

吴萸　桂枝　茯苓片　泡淡生干姜

久嗽音嘶，失血。

糯稻根须　玄参　鸡子白　金钗川斛　川贝　南沙参

温邪上郁，咳嗽头重。

杏仁　米仁　橘红　白旋覆花　蒌霜　桑皮

噎格脉弦，胃气空也，乏力用参，如之何图功。

半夏　煨姜　旋覆花　茯苓　南枣　代赭石

左尺空虚。

菟丝饼　胡芦巴　茯苓　巴戟天　砂仁末　橘红

阳失流行，胸背痹痛。

桂枝　茯苓　姜汁　白蜜

精浊日久，咽干脉细。

滋肾丸

此伤于肾精不能封蛰，肝阳化风不宁，由冲海上逆，冲突无制，心悸、身若溶溶无定，是病静养葆真，调理经年乃复。

熟地　人参　茯苓　龙骨　牡蛎　飞金

饮阻阳郁，形凛背痛。

杏仁　茯苓　炙草　桂枝　米仁　生姜

阳困不宣，脘胀少运，二便不爽，法宜温理中阳。

厚朴　橘白　生干姜　半夏　茯苓　大枳实

阴弱气怯，头晕肢冷，食下少运，甘温益之。

菟丝饼　茯苓　甘草　谷芽　半夏曲　当归　广皮　煨姜

肠红日久，年已六旬，不独营伤，气亦耗矣。是以食下少运，神倦形萎，日就其衰耳。大凡益营护阳，古法当以甘温主议养营法最合，当遵之。

养荣膏[①]

风湿相搏，形浮咳嗽。

杏仁　米仁　木防己　桂枝　茯苓　生姜皮

脉细而涩，脘痛，食下拒纳，乃血格之候，症重。

枇杷叶　苏子　桃仁　郁金汁　橘红　茯苓

阴亏阳亢，失牙血宣。

熟地　龟板　淡菜　女贞子　天冬　川斛　茯神　旱莲草

风温阻于上焦，头胀咳嗽，身痛。

杏仁　苏梗　象贝　桔梗　连轺　花粉　桑皮　通草

少阴不纳，冲气咳嗽，咽干。

都气丸

不饥脘闷，漾漾[②]欲吐，原属少阴空虚，刻下宜和中焦。

---

① 养荣膏：《太平惠民和剂局方》中有载人参养荣丸，由白芍、当归、陈皮、黄芪、肉桂、人参、白术、炙甘草、熟地、五味子、茯苓、远志组成，可补气血不足。据文中所言“气耗”“神衰”等，养荣膏或由人参养荣丸方化裁而来，后同。

② 漾漾：水向四周溢的样子。

谷芽　半曲　川斛　茯苓　木瓜　广皮

少阴阳虚，饮逆喘急，不得卧，脉微，法宜温纳。

桂苓五味甘草汤加胡桃肉

肝阳上冒，齿痛腮肿。

生地　丹皮　人中白　川斛　黄柏　赤茯苓

脾阳困顿，飧泄腹痛。

丁香　荜茇　白茯苓　炮姜　广皮　益智仁

久嗽，失音咽痛，火升足冷，属少阴不潜耳。

熟地　萸肉　北五味　丹皮　山药　茯苓　苦黄柏　知母　桂心　泽泻　青盐　牛膝

阳升不纳，项肿足冷，法宜温纳。

桂七味丸

努力络伤，失血胁痛。

生地　茜草　杜牛膝　茯苓　丹皮　穞豆皮

邪退阴亏，小溲不利。

六味去萸，加穞豆皮

气血不调，心悸脘闷，法宜温之。

当归　白芍　焦术　炙草　枣仁　茯神　陈皮　柏仁

久嗽食减。

北沙参　麦冬　扁豆　茯神　霍斛

劳伤阳气，食减腹膨。

生於术　茯苓　广皮　半夏曲　厚朴　煨姜

心悸，食不甘味，舌苔颇浊，宜和阳明。

北沙参　麦冬　茯神　扁豆　霍石斛

脉涩火升，食下稍有不适，即漾漾欲呕，究属下焦空虚，气冲无制使然，法宜填摄。

六味丸加湘莲、川斛、芡实、牡蛎

阴亏阳浮，则为嗽血，如见咳嗽，投以清润肺药，恐中戕病剧。

熟地　北五味　海参　天冬　阿胶　北沙参　湘莲　茯神　河车　霍山斛　山药　芡实

温邪作咳。

桑叶　川贝母　南沙参　杏仁　南花粉　大甘草

湿阻气痹，脘闷不爽，身痛。

杏仁　半夏　茯苓　桂枝　干姜　木防己

下利日久，腰痛气坠。

鹿茸　菟丝饼　胡芦巴　人参　补骨脂　云茯苓

此悬饮也，邪恋日久，虽属络病，正气暗伤，是以汩汩有声，究非全是顽痰窃踞，李士材谓屡攻屡补，以平为期，当遵之。

生牡蛎　白蒺藜　桂心　甘遂　姜黄　麦芽

汤法丸

温邪郁而不泄，头痛，咳嗽，脘闷。

杏仁　花粉　桂枝　炙草　生姜　大枣

虽属瘀血，上吐下泄，而中焦气亦为之暗伤，色萎脉涩，耳鸣神倦，行动气逆，当治以甘温益虚，不宜谓其瘀而攻之。

熟地　当归　茯苓　炙草　远志　枣仁　柏仁　建莲

虚风内煽，收之，摄之，镇之。

熟地　萸肉　茯神　人参　龙骨　牡蛎　飞金　枣仁

温邪伏于肺卫。

桑叶　川贝　南参　花粉　杏仁　橘红

阳微，阴浊上干，脘闷，气冲至咽，大便溏泄，议用真武法。

真武汤

气阻脘痹。

枳壳　茯苓　厚朴　半夏　橘白　杏仁

温邪怫郁，咳嗽，形凛，发热。

瓜蒌桂枝汤去芍，加杏仁

肝气怫郁，胁痛绕及胸背，木郁达之。

钩藤　桑叶　黑郁金　橘红　茯苓　土蒌皮

邪伏少阳为疟，头胀，口苦，渴饮。

小柴胡汤去参

下焦空虚，厥气上逆，喘急短气。

桂都气丸

脉涩，少腹癥积，不时攻逆作痛，心中嘈杂，癥积痹在血分，宜攻宜泄，第营血颇虚，只宜养之和之。

旋覆花汤加桃仁、柏子仁、穞豆皮

形浮，嗽逆痰血，宜降肺胃。

旋覆花　苏子　半夏　枇杷叶　米仁　茯苓

脉弦饮也，饮阻则阳郁，是以背痛形凛，宜以温药和之。

杏仁　桂枝　白芍　干姜　茯苓　半夏　炙草　北五味

脘痛得热饮则止，胃阳困耳。

高良姜　延胡索

红枣皮煎汤丸

血止身痛，左脉尚弦。

细生地　藕　牛膝　穞豆皮　茯神　川斛

食物失宜，脘闷便溏，发热。

枳壳　半曲　桑皮　黄芩　桔梗　橘红

呕恶，拒纳，口苦。

旋覆花代赭汤

肝邪扰中，阳明不宣，妨食腹胀，苦辛泄降为主。

香附　川芎　半曲　橘红　黑栀　白芍　茯苓　麦芽

痺胀陡然吐血，血后胀亦不减，此肝冲逆阳明胃府受困，乃虚之实候也，难治。

青皮　香附　鸡肫皮[①]　茯苓　大麦芽　香圆皮

① 鸡肫皮：即鸡内金，后同。

左胁癖积，大便艰涩，胃络痹耳。

半夏　生姜渣　枳实　杏仁　瓜蒌实　大麦芽

三阴交虚，法宜填摄。

熟地　北五味　川石斛　杜仲　茯神　线鱼胶　菟丝子　芡实　山药　金樱子　湘莲实　沙苑

食下气噫胸痛，脉涩，此血阻气痹，乃高年噎格之渐，未易调理。

苏子　枇杷叶　土瓜蒌皮　桃仁　广橘红　降香浓汁

湿饮内阻，焉得不咳。

杏仁　大半夏　粗桂枝　米仁　块茯苓　木防己

胁痛继而失血，仍属络瘀，但气逆欲喘，背恶寒，心中热，诊脉左弦，究属少阴不藏，肝阳扰络使然，切勿攻瘀，重虚其虚为要，嗜如酒浆[①]，尤宜禁忌。

熟地　大淡菜　牛膝　茯神　穞豆皮　桃仁

努力络瘀，气痹发黄，日久有失血之累。

丹皮　香附　大麦芽　黑栀　茯苓　淡竹叶

嗽不减，左脉弦。

玉竹　川贝　南沙参　地骨皮　生草

白糯米泡汤代水

脘爽便泄，宜和中焦。

半曲　木瓜　谷芽　茯苓　广皮　香附

① 嗜如酒浆：［程注］嗜如酒浆之如，或是好字。

呛而欲呕，口干。

北参　扁豆　麦芽　茯神　霍山石斛

经漏日久，犹然腹膨气激块下气腥，此血去过多，厥阳无制耳。

黄牛角䚡　真陈墨　人参　白薇　乌贼鱼骨　血余胶[①]　艾炭　川断　椿根白皮　陈棕炭　阿胶　姜炭

陡然呕吐，继作头旋，身若溶溶如坐水中，是下焦空虚，入春气泄，厥阳直冒，不克交入阴中，乃虚候也。第病已一月，犹然脘闷不饥，食不甘味，阳明胃气受肝戕贼，困顿不能升降致此，且两和之。

旋覆花　代赭石　人参　白茯苓　广橘白　半夏

脉弦劲。

川石斛　左牡蛎　熟地　大茯神　穞豆皮　丹皮

湿积，温中不应，据述腿浮行动气逆，少阴之阳式微，阴湿亦为僭逆矣，即脾阳亦顿[②]命门真火燠之。

真武汤

寒起四末，舌白脘闷，温其脾阳。

草果仁　制附子　生姜　白茯苓　乌梅肉　广皮

腰痛如折，肾将惫矣。

枸杞子　肉苁蓉　附子　生杜仲　穿山甲　鹿茸

高年二气交衰，水泛嗽逆，腹膨腿浮。

真武汤

① 血余胶：［程注］血余人发也，当炙灰用之。此写胶非误笔也，方书中有制血余胶之法。须用壮年人发为之，女用男发，男则用女。唯肆中不备，须自制耳。

② 顿：［程注］顿当是赖之误。

阳升牙宣，宜摄少阴。

大补阴汤加人中白

精浊咽干，摄阴为主。

熟地　女贞子　湘莲　牡蛎　茯神　金樱子　芡实　苦参

目涩，耳鸣，精浊，皆属肝肾虚。

熟地　枸杞子　女贞　葳蕤仁　磁石　北五味　川斛　巨胜子[①]

湿阻化热，咳嗽渴饮。

芦根　白通草　浙苓　杏仁　桑白皮　米仁

湿[②]邪恋于上焦。

薄荷　生甘草　连轺　象贝　桔梗白　杏仁

风温袭于上焦，发热颐肿。

薄荷　牛蒡子　马勃　桔梗　鲜芦根　连翘

阳伤饮逆，喘急形浮。

真武汤

中脘痛痹，不时有形攻逆，且频频遗泄，此营虚气结络痹，法宜益虚和之。

当归　桂心　炙草　茯苓　白芍　新会

久疟伤阴，阳偏络松，嗽逆痰血，法宜益阴。

熟地　茯神　真阿胶　川斛　淡菜　穞豆皮

① 巨胜子：即黑芝麻，后同。

② 湿：［程注］湿疑是温之误。

形丰脉小，的是[①]阳气外越，阴湿下着，腿浮痠痛。在法自宜温阳泄湿，无如阳气外越，温药素所不宜，谅未能下达耳。

白术　附子　云白茯苓　川萆薢　米仁　牛膝　金毛狗脊　晚蚕沙

温邪作咳，误以辛温表散，音失咽养。

补肺阿胶汤

虚风渐熄。

熟地　萸肉　枣仁　龙骨　人参　茯神　飞金　牡蛎

咳嗽盗汗，责之阴弱气浮，温邪乘虚袭之。

玉竹　南沙参　霍石斛　茯神　川贝母　地骨皮

梦泄盗汗，左脉弦数，脏真内亏，阳浮不潜。

熟地　左牡蛎　真龙骨　白茯神　人参　湘莲子　桑螵蛸　北五味

胃虚木乘，气逆吞酸，头旋腰痛。

北参　左牡蛎　川石斛　茯神　淮小麦　穞豆皮

吞酸，脘胀。

人参　制半夏　吴茱萸　枳实　茯苓　淡干姜　广橘皮　川连

两尺空大，少阴自虚，阴虚则生内热。

生地　穞豆皮　人中白　元武板　茯神　川石斛　女贞子　旱莲草

阴亏络痹。

熟地　穞豆皮　桃核仁　茯神　川石斛　山楂炭

① 的是：确实、的确。

阴不上承，咽痛音喝，柔金燥矣。金燥则阴何由而生，谓其延成肺痿，理固然也。

生地　鸡子白　人中白　玄参　南沙参　元稻根须

复胀色萎，脉弦气急，非胃腑病，乃下焦阳衰也，与前胀满迥异。

少阴附子汤

腹痛溺赤，大便不爽。

香附　青皮　麦芽　黑栀　赤苓　楂肉

此木火夹痰上冒，清阳被其蒙昧，头旋呕恶，莫作虚阳治。

竹茹　半夏　橘红　枳实　茯苓　川连

肺气室[①]痹，胸闷咳嗽，不忍[②]谷食。

旋覆花　橘红　杏仁　冬瓜子　苏子　薏米

久嗽用肺药不应，脉数，金水同治。

熟地　生地　北沙参　天冬　麦冬

阴不固摄，梦泄肠红。

熟地　炙甘草　北五味子　芡实　茯神　淮山药　黑壳建莲　白芍

劳伤夹邪，发热形凛。

杏仁桂枝汤

脉长鼻衄，阳升使然。

大补阴汤加人中白

---

① 室：［程注］室乃窒之误笔。

② 忍：［程注］忍乃思之误笔。

脉动搏且长，相火偏炽，阴分失固，咳呛痰血，最易成损，全在自知病因，勿妄欲念，恐心动精摇耳。

补阴汤加二至[1]、丹皮、川斛

肝痹气结，营亏，肠红，食减，身痛。

当归　白芍　茯苓　柴胡　焦术　陈皮　炙草

悲哀太过，心脾交伤，奇经遂尔失护，带下赤白，心悸少寐。

鹿角霜　建莲　血余胶　白茯苓　白薇　桑椹子

两尺微细，腿肿，春夏气泄，湿蒸肿盛，乃地气上升耳，通阳一定至理。

白术　茯苓　薏苡仁　牡蛎　附子　萆薢　木防已　泽泻

梦泄，溺数。

猪肚丸[2]

温邪侵于上焦，咳嗽舌干。

桑叶　川贝　桔梗　花粉　杏仁　连轺

风温发热。

薄荷　花粉　杏仁　枳壳　桔梗　连轺

湿蒸气泄汗多。

於术　半夏　煨姜　茯苓　广皮　木瓜

脾阳不振，食少神倦。

焦术　陈皮　谷芽　归身　茯苓　半曲　炙草　白芍

① 二至：《医便》载有二至丸，由女贞子、墨旱莲组成，可滋补肝肾，后同。

② 猪肚丸：出自《济生方》，由猪肚、黄连、天花粉、茯苓、小麦、麦冬组成，治疗消渴，后同。

湿阻阳郁。

桂枝　杏仁　薏苡仁　茯苓　厚朴　木防己

肝积攻逆，脘痛肢冷。

吴萸　桂枝　小青皮　茯苓　麦芽　川楝子

饮邪咳嗽。

半夏　橘红　旋覆花　茯苓　米仁　枇杷叶

梦泄，脉虚尺微。

茯苓　远志　线鱼胶　沙苑　湘莲　熟地炭

湿积，下利腹痛。

茆术　广皮　益智仁　茯苓　厚朴　广木香

脘痛脉弦。

吴萸　桂枝　延胡索　茯苓　白芍　川楝子

有年阳衰饮干，咳嗽，形凛。

杏仁桂枝汤去芍，加茯苓

肝阴素亏，动怒阳升血发。

生地　茯神　穞豆皮　鲜藕　北参　霍石斛

血乏，不饥，喜饮热汤，小腹冷，且益胃阳，佐以调营。

当归　谷芽　炙甘草　茯苓　新会　半夏曲

血菀气痹，寒热日加，产后致此，当慎加调理。

当归　白芍　茯苓　橘红　丹皮　青皮　半曲　麦芽

治痰之标，宜理中焦。

枳半橘术丸

两尺空大，寐则汗泄，食下少运。

八味丸

右脉尚弦。

玉竹　扁豆皮　霍山石斛　茯苓　川贝

白糯米泡汤代水

脉弦，头旋，恶心。

人参　厚枳实　川黄连　橘红　茯苓　半夏　吴茱萸　石决明

竹沥、姜汁法丸

格不能食，幸大便溏泄，且治少阴。

金匮肾气丸

胃逆不降，食下呕恶。

吴萸　茯苓　半夏　川连　枳实　干姜

下焦不纳，冲气咳逆。

茯苓桂枝五味甘草汤加胡桃肉

时病后，不饥妨食，舌微黄，宜和胃气，以泄余邪。

大麦仁　半夏曲　大豆黄卷　金石斛　白茯苓　广橘皮白

腿软头眩，脉细。

大熟地　制附子　肉苁蓉　巴戟天　枸杞子　白茯苓　白牛膝　川石斛

阳微少护，形寒恶风，肩髆酸，宜辛温和之。

川桂枝木　生於术　泡淡生干姜　茯苓

脉弦。

桂苓五味甘草汤

脉弦虚。

人参　益智　广皮　茯苓　木瓜　半曲

右寸大。

玉竹　南参　川贝　茯神　桑叶　生草

左脉数，按之无序，阴亏阳动之象，日久恐有失血之累，但鼻血咳呛、项核[①]，先宜清理上焦。

桑叶　南沙参　夏枯草　川贝　白花粉　生甘草

久嗽气逆。

茯苓桂枝甘草大枣汤

血虚身痛。

当归　浙菊花　霜桑叶　茯苓　巨胜子　柏子仁

气阻脘痹不饥。

枳壳　炒麦芽　半夏曲　橘红　老苏梗　白茯苓

肝胃同治颇应，但脉数，耳鸣梦泄，当填补下焦。

磁石六味加湘莲、芡实、远志、龟板

左脉数，渴饮晡热，脏阴失守，阳浮外泄，虚损致此，最不相宜，恐夏气

① 项核：或指颈项部的结块，方中含夏枯草软坚散结，可证。

泄越，阴愈耗也。

熟地 真阿胶 元武板 天冬 鸡子黄 女贞子

脉数无序，色萎，形瘦身热，脏阴损矣，急急防维，勿忽视之。

人参固本汤

气痹，脘闷，咳嗽。

杏仁 枇杷叶 化橘红 枳壳 白桔梗 白茯苓

久嗽，左脉弦。

生地 川贝母 麦门冬 霍斛 南沙参 真阿胶

劳力络伤，延久失血。

枇杷叶 冬瓜子 土蒌皮 杜苏子 薏苡仁 旋覆花

水湿外侵，阳郁不宣，腹痛下利，症恐转重。

吴萸 附子 丁香 茯苓 干姜 广皮

温侵嗽盛，清之是适，而脉微涩。形瘦食少，真元颇亏，年未及五，乃未老先衰之象。

玉竹 桑叶 白沙参 川贝 霍斛 甘蔗汁

食下格拒，痰涎泛溢，脉来歇，此阳气不宣，痰浊上阻使然。

小半夏汤

阳微不振，疟发不已。

於术 茯苓 煨姜 附子 广皮 益智

阳明不降，寐则火升齿痛。

金斛[①] 广皮 半曲 茯苓 木瓜 米仁

左脉弦数。

熟地 湘莲 元武板 茯神 天冬 麦冬 川石斛 阿胶 女贞 北参 海参胶 珠菜

阳微失护，形凛背痛。

桂枝 茯苓 生姜 附子 炙草 大枣

久嗽气逆。

茯苓桂枝五味甘草汤

久嗽腹膨，宜理少阴。

六味汤加车前、牛膝

身复发热，咳嗽转盛。

桑叶 川贝 杏仁 南参 橘红 花粉

脉缓。

生於术 附子 煨姜 桂枝木 炙草 南枣

温邪怫郁，发热腮肿。

牛蒡子 杏仁 枳壳 连轺心 桔梗 薄荷

劳伤致身热，阴耗甚矣，夏暑炎蒸可虑。

北沙参 熟地 阿胶 川石斛 麦冬 茯神

脉弦劲，咳嗽，宜摄脏阴。

① 金斛：金钗石斛，为石斛中效佳者，后同。

北沙参　阿胶　熟地　天门冬　麦冬　茯神

左脉弦。

茯苓　附子　牡蛎　干姜　桂枝　白芍

脉小。

附都气丸

膝痛如烙，下虚，湿热袭于经隧使然。

金毛脊　杜仲　米仁　虎胫骨　黄柏　萆薢

肠红尾痛，责在下虚。

鹿角霜　熟地　沙苑　生杜仲　巴戟　苁蓉

少阴素亏，湿热下注，溺为浑浊，议用咸苦坚泄阴湿[①]法。

左牡蛎　赤苓　黑豆皮　白苦参　远志　粉萆薢

左脉弦数，咽痛如梗。

细生地　射干　川贝母　南沙参　玄参　霜桑叶

形盛脉微，阴浊内盛，阳困不宣之象。食下膜胀，中脘时作胀痛，阳以通为运，阳气流行，阴浊不得上干矣，所谓离熠当空，阴霾消散是也。而久痛非寒，偏于辛热刚愎，又非所宜，唯和之而已。

外台茯苓丸[②]

心虚，笑不休，良由曲运神思，心营暗耗，心阳化风内鼓，恐延心风病，以病论之，何必读书。

① 坚泄阴湿：［程注］坚泄阴湿有误，当作坚阴泄湿为合。

② 外台茯苓丸：《外台秘要》卷八载有外台茯苓饮，由茯苓、白术、人参、炙枳实、生姜、陈皮组成，治疗痰气互结，此处或为汤方作丸剂。

人参　淮麦　建莲　炙草　茯神　龙齿　枣仁　辰砂

背为阳，四肢亦清阳司之，阳微则恶风怯冷，肢痹矣。

於术　桂枝　生姜　附子　炙草　大枣

腹痛便泄，暂和中焦。

谷芽　半曲　陈皮　茯苓　木瓜　煨姜

产后飧泄，数月不痊，下焦冲任空虚，清阳下陷，奇经失护使然，法宜温养。

人参　鹿茸　砂仁　肉豆蔻　巴戟　赤脂　萸肉　菟丝子　建莲　骨脂　山药　北五味

脉细涩，带下赤白。

鹿霜　莲须　禹余粮　茯神块　黄丝[①]　白薇　生杜仲　椿根皮

气因精而虚，乏力用参，何以补气。

杞子　沙苑　胡桃霜　肉苁蓉　杜仲　青盐　巴戟天　羊内肾

左脉弦，不时神烦，头旋腰酸，食下少运，此少阴空虚，阳浮不潜使然，药饵弗宜偏于温热。

熟地　牛膝　左牡蛎　茯神　白芍　柏子仁

脉小，阳未振动，自觉鼻孔凉生，肺开窍于鼻，主乎一身之气，气弱阳微，是其征也。

於术　茯苓　生姜汁　附子　桂枝　大南枣

痰饮上阻，清阳失旷，背痛心悸。

① 黄丝：即菟丝子。

苓姜术桂汤

湿热已泄，宜顾其体。

虎潜丸[①]

咽痛暮盛，痰多脉小，午后形凛，水涸阳乃浮矣。

滋肾丸

知饥少运，脾阳困矣。

益智　茯苓　砂仁壳　谷芽　广皮　半夏曲

右寸数，甘温之品宜缓。

熟地　茯神　旱莲草　天冬　湘莲　霍石斛

年已望七，尿血腰痛，此非阴亏阳亢，乃无阴，阳无以化耳。

熟地　天冬　川石斛　阿胶　龟板　穞豆皮

腰痛梦泄，起于劳伤努力，当以温养下焦。

熟地　杜仲　白沙苑　当归　茯神　菟丝子

脉数，内热，背痛。

熟地　茯神　女贞子　川斛　龟板　旱莲草

阴虚阳浮，耳鸣盗汗。

熟地　萸肉　川石斛　磁石　牡蛎　茯神　北五味　天冬

嗽逆冲气不得卧，此属下焦不纳，水饮上泛使然。

---

① 虎潜丸：《丹溪心法》亦载，由虎胫骨、锁阳、牛膝、熟地黄、陈皮、黄柏、龟板、当归、干姜、知母、白芍组成，可滋阴强筋骨，后同。

桂苓五味甘草汤

阳浮气逆便溏，下焦阳伤矣。

茯苓　附子　白芍　干姜　白术

身痛，脉涩，宜和营卫。

当归　桂枝　白芍　橘红　秦艽　赤芍　五加皮　炙草

二气交虚，是以形神困顿，难以名状。药饵自宜血肉补之，先以贞元饮益之。

贞元饮

阳虚外寒，阴虚内热。

熟地　当归　炙草　茯神　白芍　麦冬

气火上郁，食下噎格。

枇杷叶　瓜蒌皮　橘红　桔梗汁　杜苏子　米仁

胃逆不降，食下拒纳，大便不行。

熟半夏　川黄连　枳实　白茯苓　橘皮白　干姜

劳伤阳气，胸背痹痛。

瓜蒌薤白白酒汤加半夏、杏仁、茯苓

气痹不宣，胸膈不爽。

枇杷叶　桑叶　苏子　化橘红　杏仁　瓜蒌皮

痿躄，食下呕恶，脘闷，当理阳明。

金石斛　茯苓　橘白　半夏曲　木瓜　谷芽

阴亏阳升，耳鸣少聪。

磁石地黄汤加川斛

不独阳微饮逆，下焦阴气亦耗，药之难以图功在斯。

白茯苓　桂枝　干姜　北五味　炙草　白芍

痰饮内阻，阳失流行，食下䐜胀。

白蒺藜　半夏　钩藤　白橘皮　白茯苓　枳实

温养下焦。

鹿角霜　杜仲　巴戟　桑椹子　羊内肾　枸杞子　苁蓉　沙苑　白茯神　菟丝子

脉数。

熟地黄　龟板　女贞　天门冬　淮山药　茯神　白芍　粉丹皮　旱莲草　牡蛎　湘莲　海参胶

形寒头胀，身痛。

杏仁　花粉　生姜　桂枝　炙草　大枣

肺热音嘶，咳呛，痰血。

桑叶　南参　冬瓜子　川贝　兜铃　南花粉

冲疝里急腹痛，法宜温养。但脉来弦涩，寤多寐少，营阴颇亏，偏于辛热不宜。

当归　巴戟　紫石英　茯苓　桂心　柏子仁

劳伤夹邪，形凛发热。

瓜蒌桂枝汤

木火郁于中焦，脘痛，嘈杂。

越鞠丸

嗽久，形凛，心悸。

贞元饮

肝逆犯胃，呕恶脘痛。

川楝子　吴萸　半夏　桂枝木　黄连　茯苓

络热失血。

生地黄　丹皮　丹参　穞豆皮　泽兰　茯神

呕恶妨食，宜养胃气。

半夏曲　谷芽　麦冬　川石斛　茯神　广白

阴亏阳亢，头旋咽干。

熟地　川斛　鸡子黄　天冬　龟板　白茯神

食下拒纳，胠痛脘胀。

川楝子　半夏　川连　吴萸　茯苓　青皮汁

久嗽，形寒身痛，脉浮弦。

茯苓桂枝五味甘草汤

脉细。

熟地　当归　川石斛　茯神　炙草　麦门冬

痧后咳呛，便溏，目痛。

黄芩泻白散

肝郁乘中，中脘按之有形且痛，食下䐜胀，肠红易怒。

加味逍遥散

络痹，右胁癖积，脉涩，法宜通泄。

鳖甲　丹皮　化橘红　桃仁　牡蛎　白蒺藜

脉弦，来去不调，营卫未和，是以不饥，胸臆时痛时止，法宜和之。

当归　枣仁　柏子仁　半曲　茯苓　炙草　白芍药　广皮

左脉尚弦。

生地　阿胶　霍山鲜石斛　天冬　麦冬　杜生鸡子黄

脉弦数。

熟地　生地　甜沙参　天冬　麦冬　霍石斛

晡热，右脉弦大，阴弱伏温，且养阴和阳。

新鲜地骨皮　麦冬肉　茯神　青皮甘蔗汁　川石斛　知母

痰阻热蒸，发热脘闷。

竹茹　半夏　橘红　枳实　茯苓　桑叶

此痰郁也，阳失宣达，头痛眩晕。

於术　半夏　白茯苓　化橘红　天麻　竹沥　白蒺藜　老姜汁

五志内燔，心悸舌糜，宜存阴泄阳。第脉弦涩，不宜过于苦寒。

生地　川连　新灯心　茯神　丹参　赤麦冬

暂清上焦。

苏梗　橘红　大象贝　杏仁　桔梗　桑白皮

劳伤背痛。

当归　茯苓　炙甘草　桂枝　秦艽　白芍药

肝阴内耗，厥阳易升，是以烦劳则瞀闷齿痛，法宜潜阳熄风。

熟地　茯神　虎胫骨　当归　苁蓉　天冬　左牡蛎　牛膝　龟板　青盐　白芍药　黄柏

形丰脉微，阳气自薄，进以六味地黄，纯阴碍阳，是以心悸阳痿，议用通阳，以消阴翳。

人参　远志　鹿茸　菟丝子　附子　细辛　茯苓　粉萆薢

阳微饮阻，脘闷恶心。

於术　半夏　橘红　茯苓　干姜　枳实

风湿相搏，发热身痛。

杏仁　桂枝　木防己　米仁　茯苓　大豆卷

血枯经闭。

乌贼骨丸[①]

郁勃肝挹[②]，右胁气逆，有形如瘕，腹痛身热经漏，急为调理，否则恐成郁损。

黑穞豆皮　丹皮　香附　明润琥珀　泽兰　楂炭

带多，身痛，腹膨，法宜温养。

新鹿角霜　杜仲　白薇　沙苑蒺藜　杞子　当归

① 乌贼骨丸：《黄帝内经》中有载四乌鲗骨一芦茹丸，由乌鲗骨、茜草组成，亦治妇科病，乌贼骨丸或由该方化裁而来。

② 挹：［程注］当作悒。

痰多，恶心，脘闷。

白旋覆花　钩藤　黑栀　瓜蒌仁霜　茯苓　橘红

有年阳微，饮逆咳嗽。

杏仁　茯苓　生姜　桂枝　炙草　大枣

冷物伤中，脘痛脉沉。

杏仁　藿梗　半夏　厚朴　枳壳　橘白

久嗽，肺气燥劫，食下不降，得饮则适，有年致此，恐噎格之患。

枇杷叶膏

两尺空大，鼻衄时发，脏阴亏矣，阳失其守，议仿虎潜意。

熟地　北五味　虎胫骨　黄柏　茯神　龟板　肉苁蓉　川石斛　牛膝　青盐

胸痹。

薤白　白茯苓　生姜汁　半夏　杏仁

脉弦长，木火偏亢，嗜酒更助其胆热矣，是以口糜味甜，法宜苦辛泄之。

金斛　黑山栀　白茯苓　桑叶　广皮白　半夏曲

先寒后热，是属伏邪。体质阴弱，未宜发表。伏邪者，乘虚伏于里也，当从里越之，春温篇中有黄芩汤可用。

黄芩汤

木火偏炽，宜存阴泄阳，虚则补其母，实则泻其子，与存阴泄阳相协，以是定方。

生地　天冬　柏仁　枣仁　穞豆皮　条参　茯神　丹参　川连　真阿胶

高年病后，脉歇知饥，营血枯矣，勿以便艰而攻涤。

制首乌　火麻仁　肉苁蓉　白茯神　枸杞子　白牛膝

食下拒纳，此属噎格。

小半夏汤

食下少运便泄，少腹气坠，脉细，命门火虚，清阳下陷，日久有腹满气急之患。

鹿茸　菟丝子　胡芦巴　人参　白茯苓　补骨脂

秽气溷[①]于幕[②]原，脘闷恶心。

藿香　杏仁　枳壳　厚朴　半夏　广皮

嗽逆脉数，肺阴耗耳，恐延肺痿。

北参　霍斛　茯神　麦冬　白扁豆皮

阳微少运，脘不爽利，转气则舒，腑阳以通为用明矣。

茯苓　厚朴　附子　於术　泽泻　干姜

下焦不纳，冲逆咳嗽，烦劳则精浊。

茯苓　炙草　胡桃肉　桂枝　北五味

脉涩不利，梦泄食少内热，此少阴阴亏，谷气水湿下注，乃阴亏湿热之候也。

猪肚丸

此湿火上蒸，耳聤[③]胀痛，且溢黄水，先宜清之，而原本属肾虚。

---

① 溷（hùn 混）：混乱、浑浊。

② 幕：［程注］募。

③ 耳聤（tíng 亭）：耳部化脓。

大豆卷　金银花　米仁　连轺　绿豆皮　夏枯草　通草　桔梗

脉弦劲，木火偏亢，逼络血溢，血失反能食，阳明亦热矣，议用苦降法。
生地　穞豆皮　茜草　白芍　侧柏叶　淡菜

血虽止，脉尚弦数，晨起咳呛，阴亏阳动不潜使然，静养为主。
熟地　麦门冬　真阿胶　茯神　川石斛　鸡子黄

阳明络空，风湿乘之，右肢痹痛，且发红痱。
生芪皮　赤芍　花粉　归身　桂枝

头痛胁疼。
小柴胡汤去参

有年阳微失护，客邪触饮，咳嗽呕逆，形寒身痛。
杏仁　茯苓　生姜　桂枝　炙草　大枣

虚阳不潜，头晕时作。
熟地　茯苓　杞子　浙江黄菊　萸肉　牡蛎　牛膝　细川石斛

风火郁于上焦，鼻流秽浊气腥，当薄滋味。
薄荷　黑栀　象贝　连轺　花粉　菊花

阴亏阳浮不潜，暮热不寐。
生地　柏仁　左牡蛎　阿胶　茯苓　料豆壳[①]

阴弱内热，渐延骨损。
六味汤去萸，加白芍、九孔石决明、料豆壳

① 料豆壳：与文中穞豆衣所言为一物。

营虚心悸，神倦身痛。

熟地　杞子　柏仁　归身　茯神　杜仲

失血后，脉涩咳呛，宜养肺胃之阴。

北沙参　茯神　麦门冬　白扁豆　百合　霍石斛

脉弦，身热从汗泄而解，此属伏湿，恐其转疟。

杏仁　半夏　橘白　厚朴　茯苓　煨姜

痔血。

炒枯六味汤加柿饼炭、炒槐花

胃痛过于辛热开泄，致尿血淋。今转为浊，茎尚痛，欲其两顾，苦无成法可遵，姑理下焦。

黑珀散

因外疡复烦劳，致营卫交损，寒热咳嗽盗汗，经阻两月，渐延干血瘵疾。

小建中汤

左关弦，来去躁疾，右细涩，食减，阳明困顿，血液暗耗，日久恐有偏枯之累，此刻当理阳明。

金斛　茯苓　半曲　橘红　钩藤　桑叶

温养下焦，佐泄厥阴。

巴戟天　茯苓　胡芦巴　菟丝子　川楝子　桂心　小茴香　补骨脂

劳伤肝阳络松失血，左脉弦。

生地　穞豆皮　藕节　茯神　白牛膝　珠菜

气不宣达，胸痹，大便不行。

枇杷叶　紫菀　枳壳　土蒌皮　杏仁　桔梗

血后咳嗽，宜益肺胃。

北沙参　麦冬　霍斛　白扁豆　茯神

右关沉涩，左脉弦劲，此木火内亢，阳明络泣，脘痛嘈杂头旋。

桑叶　桃仁　黑芝麻　柏仁　红花　大淡菜

脉弦腹膨，气逆动怒致此，肝邪冲逆阳明也，切勿嗔怒，势恐变幻，慎之慎之。

川楝子　茯苓　化橘红　大麦芽　青皮　砂仁壳

火郁发热齿痛。

薄荷　花粉　黑栀　生草　赤芍

寒暖不调，邪阻肺卫，哮喘痰血。

旋覆花　米仁　橘红　霜蒌仁[①]　苏子　浙苓

脾阳下陷，便溏肠红。

补中益气汤

失血咳呛梦泄，皆属下焦不藏。

熟地　北沙参　天冬　旱莲草　茯神　川石斛　山药　女贞子

右寸独大。

黄芩泻白散

饮逆呕恶。

① 霜蒌仁：即瓜蒌霜。

半夏　干姜　茯苓

复受客邪，身痛脘闷。

苏梗　半夏　枳壳　橘红　杏仁　麦芽

气阻脘痹。

苏梗汁　香附汁　枳壳汁　桔梗汁

阳微，湿阻汗泄。

术附汤

咳而呕逆，脉虚弦，宜益肝胃。

人参　旋覆花　淮小麦　茯苓　代赭石　大南枣

湿郁阳痹，形凛咳嗽。

玉竹桂枝汤

脉细神倦，气弱也，气弱则不能统摄，精浊不已，先宜调益心脾。

桑螵蛸　湘莲　龙骨　远志　柏子仁　茯神　龟板　人参

调益心脾，用王荆公法。

人参　益智　茯神　炙草　麝香　茯苓　龙骨　远志　广木香辰砂

滚水法丸

左脉弦数，头重味酸肢冷，病后致此，乃脾阳困顿，木火顺乘，阳明少降使然，东垣谓补脾胃必先远肝木，良有以也。

人参　茯苓　黄连　新会皮　青皮　白术　半曲　白芍　生干姜

脉细虽属少阴空虚，而中焦有伏饮，是以嗽逆呕恶，先宜理之。

半夏　茯苓　干姜　秫米[①]煎汤法丸

脉涩淋浊，法宜导火。

导赤散

护阳则气宣矣。

於术　附子　煨姜　茯苓　桂枝　南枣

阴亏则阳亢。

生地　龟板　芡实　旱莲草　黄柏　茯神　丹皮　女贞子

咳嗽音嘶。

桑叶　南参　杏仁　川贝　花粉　橘红

下虚不纳，头旋，食下少运。

桂七味丸

食物不调，脘胀噫气。

杏仁　厚朴　苏子　枳壳　麦芽　橘白

痞积腹痛，形瘦脉虚，勿忽视之。

绛矾丸[②]

嗽逆呕逆不得卧，经谓嗽而呕者属胃咳也，此由嗽伤阳明之气，厥阴肝邪顺乘使然。凡女科杂症，偏于肝者居半，即如是病，经一阻则遂剧矣，非泛泛咳嗽之比。

人参　旋覆花　白芍　茯苓　代赭石　南枣

① 秫（shú，熟）米：高粱米。

② 绛矾丸：《重订广温热论》中亦载，由苍术、厚朴、甘草、皂矾、陈皮组成，可健脾行气。

痰血用摄阴药，谷食渐增，亦是佳境。

熟地　霍石斛　北参　茯神　麦门冬　参山漆[①]

音嘶咽痛，脉细涩，的是少阴肾真空虚，无以上承使然。切勿烦劳，夏暑炎蒸，宜绿荫深处静养为要。

生地黄　大天冬　上清阿胶　鸡子黄　霍石斛　元稻根须

右寸大，此金燥作咳，莫作饮治，宜以清润为主。

壮玉竹　南沙参　霍山石斛　川贝母　白茯神　生扁豆白

温养肾真为主，所谓劳伤肾，劳者温之之义。

大熟地　枸杞子　杜仲　肉苁蓉　线鱼胶　羊内肾　茯苓　菟丝子　巴戟天　舶茴香　沙苑麋角霜

阳虚自汗怯冷。

於术　附子　黄芪　滚水泛丸

寒热胁痛，脉弦，温邪袭于肝络，吐血犹可，最怕成痈。

丹皮　桃仁　钩藤　黑栀　茜草　桑叶

咳嗽失血，左脉犹弦，此努力络伤为病。

生地　牛膝　穞豆皮　珠菜　茜草　鲜嫩藕

左脉弦，嗽血气逆，酒客动怒致此，当理肝胃。

金斛　茯苓　白牛膝　米仁　牡蛎　白扁豆

疏肝宣胃。

川楝子　大麦芽　茯苓　生香附　小青皮　橘红

① 参山漆：即参三七。

清上焦气热。

桑叶　川贝　芦根　花粉　杏仁　桔梗

舌黄，脘中未爽，湿阻于中焦。

半夏　白术　广皮白　茯苓　干姜　枳实皮

温邪作咳痰血。

桑叶　花粉　南沙参　川贝　杏仁　生甘草

咳嗽失血，脉涩，下焦不纳，春深气泄使然。

生地黄　白茯神　穞豆皮　真阿胶　天冬肉　鲜藕汁

此冲任病也，带多，血液下渗，厥气无涵，是以不时气逆，经事不至，即有干血之患。

枸杞　白茯神　当归　沙苑　紫石英　小茴香

热郁作咳，溺赤口渴，辛凉泄之。

薄荷叶　象贝　黑山栀　天花粉　连轺　苦杏仁

脉长弦数，阴亏阳不宁静，食下便溏，亦肾为胃关之义。

六味汤去萸，加牡蛎

失血气逆，咳呛能食，宜乙癸同治。

熟地　川石斛　牡蛎　天冬　茯神　牛膝

温邪未净，脘闷咳嗽。

杏仁　白茯苓　桑皮　半夏　广橘红　米仁

下焦不纳，咳嗽气逆。

都气汤加牛膝、川斛、青铅

积寒腹痛。

吴萸　白茯苓　半夏　干姜

面黄而瘦，腹痛，属虫。

使君子肉　鸡肫皮　五谷虫　青皮　白榧子肉　胡黄连　白芍药　芜荑[1]　大川楝子　大麦芽

㾓胀腹皮反热，下体怯冷，是阴盛格阳之象。饮必沸汤，稍温则腹中不适矣。大小便不利，正属阳气不得通行之义，阴邪弥满之势，症非轻小，其勿忽视。

泡淡川附子（五钱）　泡淡生干姜（一钱五分）　公猪胆汁（一个）

冲入调服

脉弦而濡，气分殊弱，湿热不能尽泄，不饥少寐，神倦痰多，宜健脾和胃，佐以远木。

人参　生谷芽　木瓜　神曲　茯苓　新会皮　炙草　川连

九窍不和，皆属胃不能和。

大麦仁　鲜莲肉　半夏曲　白茯苓　广皮白　宣木瓜

脉沉小，久嗽足浮腹膨，少阴之阳已伤，故水饮欲泛。

茯苓　木防己　泽泻　牡蛎　薏苡仁　桂枝

肺饮嗽逆，胸闷不爽。

枇杷叶　苏子　薏苡仁　旋覆花　橘红

㾓胀，脾阳困顿，浊阴不泄，得之阴弱之体，最不易治。

茯苓　桂心　紫厚朴　姜渣　白芍　生白术

① 芜荑：为榆科榆属植物大果榆的种子经加工后的成品，可杀虫消积、除湿止痢。

湿注跗踵，针之易泄。

米仁　茯苓　木防己　泽泻　桂枝　粉萆薢

辛凉以肃余暑。

西瓜萃[①]衣　川通草　橘红　水飞滑石　桑白皮　杏仁

正虚邪盛，疟甚恐脱。

生益智仁　广陈皮　知母　生大谷芽　乌梅肉　生姜

暑热内郁，战汗始解，否则昏闭狂乱。

川连　厚朴　飞滑石　霍梗　半夏　广皮白

活血宣筋。

归身　牛膝　穿山甲　杜仲　乳香　桃仁　生虎胫骨　红花

暑疟，先清上焦。

竹叶心　杏仁　连轺　白蔻仁　飞滑石　花粉

阴亏气热渴饮。

竹叶心　石膏　麦冬　鲜生地　知母　灯心

暑邪上阻，身热头胀。

丝瓜叶　飞滑石　连轺　白豆蔻　天花粉　杏仁

色黄，腹痛便溏，脾弱不运耳。

人参　焦术　广皮　神曲　茯苓　炙草　白芍　麦芽

一派风湿内郁，怕增腹痛喘急。

① 萃：［程注］翠，下同。

杏仁　连轺　木通　白桔梗　桑皮　橘红　赤芍　淡竹叶

暑必夹湿，且宿有痰饮，湿痰交蒸，身热为冤，当治以苦辛宣通。
人参　川连　广白　茯苓　藿梗　半曲

湿阻为胀满，小溲不利，议开太阳。
带皮茯苓　泽泻　寒水石　桂心　生于白术　椒目　木防己　厚朴

右脉尚弦。
带皮茯苓　藿香　猪苓　紫色厚朴　广皮　泽泻

阴伤阳浮，咳血头胀。
竹卷心　川贝母　南沙参　鲜莲肉　天花粉　白茯神

肺热作咳，鼻衄。
黄芩泻白散

口干食减，宜养胃阴，不必理痰。
扁豆　川贝　莲肉　茯神　霍山石斛

暑热上阻。
丝瓜叶　连轺　橘红　飞滑石　杏仁　桑皮

宣湿利气。
丝瓜叶　杏仁　米仁　白芦根　桑皮　通草

络伤血溢。
参三七汁　茯神　茜草　生白扁豆　藕节　川石斛

暑湿成疟。

竹叶卷心　石膏　半夏　飞净滑石　杏仁　草果

暑风外袭。

鲜丝瓜叶　香薷　桑白皮　杏仁　飞净滑石　橘红　川通草　连轺

饥饱不调，中气已困，暑邪外侵，法宜和之。

鲜丝瓜叶　杏仁　藿香　浙江茯苓　半夏　橘白

肾虚，精滑不固。

熟地　女贞子　金樱子　荷莲须　芡实　北五味　川石斛　白茯神

脉细数，脏阴下夺，虚损已露。

熟地　霍石斛　鲜藕汁　茯神　鲜莲子　白扁豆

暑风上阻，头胀鼻塞咳嗽。

丝瓜叶　桑皮　杏仁　白芦根　桔梗　薏米

脉仍弦数。

鲜莲子　乌梅　知母　生谷芽　茯神　木瓜

湿阻，间日疟，头痛不渴。

杏仁　藿香　橘白　厚朴　半夏　白蔻

湿阻蒸热，头痛脘闷。

藿香　杏仁　茯苓皮　厚朴　豆卷　木防己

气血不谐，脘痛，经不宣达。

归身　香附　苏梗　丹皮　白芍　茯苓　黄芩　楂炭

暑热侵于上焦，瘅热，头痛背胀，渴饮。

桂枝白虎汤

舌黄脉缓，脾胃之气呆钝，湿邪未净，故不饥。

益智　半夏　橘白　厚朴　茯苓　干姜

饮邪作咳。

杏仁　桂枝　生姜　茯苓　炙草　米仁

脉细数，咳呛脘闷，宜清暑邪。

鲜丝瓜叶　厚朴　桑皮　杏仁　飞净滑石　橘红　通草　连翘

保元方案

古歙　叶桂天士　著

古昊　小狂周显仲升　集

湿热下陷，腹痛泄泻。

藿梗　神曲　桔梗　广皮　川连　茯苓　米仁　泽泻

暑湿未净，下利频来。

人参　茯苓　姜炭　炒陈皮　焦术　炙草　木瓜　益智仁

暑湿上阻，头重脘闷，脉模糊，病势正在方张。

藿香　杏仁　丝瓜叶　连轺　厚朴　广橘红

秽浊未清，中焦气痹。

杏仁　藿香　广橘白　厚朴　半夏　生香附

复感暑风，发为风疹。

桑皮　芦根　桔梗　大力子　薄荷　连轺　赤芍　飞滑石

滞下半载，犹然腹痛，积未尽耳。

熟地炭　归身炭　炒黄柏　泽泻　黑豆皮　山楂炭　百制军[1]　赤苓

脉细，食下格拒，宜理阳明。

小半夏汤

① 百制军：即大黄。

暑风上袭，头重咳嗽。

丝瓜叶　桑皮　杏仁　飞滑石　橘红　米仁

舌白，头胀脘闷渴饮，此暑热上阻耳。

丝瓜叶　桑皮　杏仁肉　飞滑石　通草　白蔻仁

舌苔浊，宜慎食物。

丝瓜叶　藿香　杏仁　橘白　飞滑石　半夏　厚朴　通草

阴火上亢，龈腐牙痛。

大补阴丸

暑湿颇盛，头蒙脘闷，舌黄。

鲜丝瓜叶　厚朴　滑石　半夏　带皮茯苓　杏仁　黄卷　橘白

理中阳以运饮。

外台茯苓饮

脉大乍小，邪伏于中，宜括痧，再服药。

连皮茯苓　藿香　陈皮　大生香附　厚朴　泽泻

暑湿内伏，阳气怫郁，肢冷头汗，脘闷噫气。

杏仁　半夏　藿梗　豆蔻　茯苓　橘白

脉数，阴亏阳亢，气逆失血。

都气丸

冲疝。

巴戟　胡芦巴　川楝子　茯苓　小茴　桂木[1]

① 桂木：桂枝去皮而得，后同。

暑邪阻于上焦，作之肺疟[①]，咳嗽渴饮。

桂枝白虎汤

暑热伤阴，心中犹热，头重不饥。

竹叶心　新鲜粗莲子　茯神　川贝母　朱砂拌麦冬　灯心

下焦阴虚，阳浮不纳，耳鸣头顷[②]欲晕。

灵磁石　川石斛　萸肉　熟地　牛膝炭　女贞子　牡蛎　茯苓

食下拒纳，完谷少运。

吴茱萸　淡川附　干姜　茯苓

气弱神倦，食少。

人参　北五味　茯神　麦冬　鲜莲子　霍斛

暑热阻于三焦。

竹叶　飞滑石　杏仁　橘红　连翘　通草

治利不利小溲，非其治也。

五苓散

肢痹。

蠲痛丹

疟邪伤气，乏力用参，奈何。

生益智仁　宣木瓜　煨姜　炒焦半曲　生谷芽　茯苓

① 肺疟：《素问·刺疟》篇有言：“肺疟者，令人心寒，寒甚热，热间善惊，如有所见者，刺手太阴、阳明。”

② 顷：［程注］顷当作倾。

脾弱失统摄之司，便溏下泄。

归身　人参　炙黑草　木瓜　白芍　焦术　炮姜炭　陈皮

劳伤脱力，能食。

贞元饮

热退脘痹，不饥不大便。

杏仁　半夏　连皮　茯苓[①]　厚朴　橘白　炒熟麦芽

风邪作咳。

旋覆　苏子　川贝母　杏仁　橘红　蒌仁霜

脉微数，脏阴伤矣，冲气不纳，作为劳嗽。

都气丸

营痹气弱，右肢不舒。

黄芪皮　片姜黄　煨姜　於术　当归身　海桐皮　桂木　南枣

劳伤夹暑。

归身　半曲　扁豆叶　木瓜　茯苓　炙甘草

疟止，瘅热渴饮，头痛脘闷。

丝瓜叶　飞滑石　连翘　杏仁　白通草　橘皮红　厚朴　花粉

劳伤营卫，咳嗽寒热，日久有劳损之患。

小建中汤

气郁脘闷。

① 连皮 茯苓：［程注］连皮茯苓当连，是一味耳。

枇杷叶　橘红　郁金　苦杏仁　枳壳　茯苓

暑邪成疟，脘闷渴饮。

丝瓜叶　滑石　厚朴　半夏　白蔻仁　杏仁　藿香　橘白

脉细数，岂有阴精不夺乎，以脉论之，虚损已露，自知病因，保真为要。

水煮熟地　川斛　女贞　天冬　北五味子　茯神　芡实　海参　元武净板　旱莲　金樱　湘莲

干血瘵疾，不易调治。

炙甘草汤

脘积如覆杯，食下䐜胀嗳气，邪在脾络耳，恐延中满。

生白术　干姜　厚朴　厚枳实　半夏　茯苓

脾阳困顿，涎沫上泛。

生白术　半夏　枳实　益智仁　茯苓　干姜

脉细数，阴气颇弱，夏暑外逼，食减神倦咳呛，宜存阴清暑法。

鲜莲子　霍斛　朱冬　川石斛　川贝母　灯心　茯神[①]

嗽减鼻衄，左脉弦。

细生地　生牡蛎　天冬　川石斛　白茯神　藕汁

久嗽脉数。

都气丸

阴亏内热，左脉弦数，乙癸同治。

① 程注：本方七味，既用霍斛，又用川斛，疑重，当去之可也。

熟地　川斛　茯神　天冬　牡蛎　女贞

暑风作咳。

杏仁　芦根　通草　桑皮　象贝　米仁

暑湿下利，左脉弦，鼻衄。

藿香　木瓜　炒扁豆　川连　赤苓　广陈皮

暑热阻于三焦。

飞滑石　厚朴　木通　淡竹叶　桑皮　苓皮

下焦阴亏，心阳上炎，神烦舌干，当益阴潜阳。

生地　小人参　枣仁　灯心　天冬　赤麦冬　茯神　川连

暑风作咳。

丝瓜叶　桑皮　杏仁　薏苡仁　橘红　芦根

年五十，精神渐衰，宿癖难以攻涤，只宜两和气血缓图之。

白术（二两）　茯苓（二两）　荆三稜（二两）　白蒺藜（一两五钱）　青皮（一两）　厚朴（一两）　桂心（五钱）　蓬莪术　大麦芽（一两五钱）　片姜黄（一两）

脉弦数，三阴颇亏，法宜填摄。

熟地（四两）　线胶（三两）　女贞子（一两五钱）　龟板（二两）　茯神（二两）　沙苑（一两五钱）　北五味（一两）　湘莲　青盐（一两）　二仙[①]（二两）　旱莲草（一两五钱）

---

① 二仙：［程注］二仙有二，一为水陆二仙丹，一为龟鹿二仙胶。此方中已有龟板矣，则此二仙必属水陆二仙无疑。合之方案，亦相符叶，乃芡实、金樱二味是也。此方本是丸方，并非煎剂，无用现成丸药掺入之理。乃抄者疏懒，以二仙代表二味耳。然未免太简，易滋误会也。

已成关格大症，又乏力用参，难延岁月矣。

白蜜　半夏　生姜汁

肝郁不疏，腹痛至脘。

川楝　吴萸　生香附　青皮　延胡　川黄连

暑风湿邪夏郁，怯风脘胀。

藿香　杏仁　茯苓　厚朴　半夏　陈皮

暑热郁于上焦。

苦丁茶　薄荷　赤芍药　鲜荷蒂　连翘　黑栀皮

湿热下注，溺痛淋浊。

黑栀皮　连翘　飞滑石　木通　淡竹叶　赤苓　龙胆草　生草梢

阴弱夹暑，头胀神倦。

竹叶心　川贝　鲜莲子　灯草心　茯神　赤麦冬

咳呛拒纳，此肝阳上逆，肺胃不降，病属胃反，治之非易。

旋覆花　人参　半夏　代赭　干姜（川连三分泡汤浸炒）

火郁上焦，龈痛目赤。

竹叶心　连轺　黑栀皮　飞滑石　赤芍　绿豆皮

劳伤阳气，风侵背痛。

茯苓片　炙草　生姜　粗桂枝　广皮　大枣

脏真日就削夺，全赖胃强纳谷，精血生于谷食是也。今晨起身热，上焦未免暑热留焉，先宜存阴和阳，暑自却矣。

人参　麦冬　鲜莲肉　茯神　霍斛　白粳米

便溏下血，议用理中法。

阴弱失守，阳升牙宣。

大补阴汤

阳微，浊阴有僭逆之势，膝冷腿浮，肢麻心悸，法宜温之。

苓姜术桂附泽汤

病后营卫不谐，不时寒热。

小建中汤

气阻脘痹，发热。

枇杷叶　半夏　茯苓　生姜汁　杏仁　橘白

暑湿成疟，脉虚，宜用和法。

藿香梗　半夏　连皮苓　杏仁　橘皮白　木瓜　老生姜

暑热郁蒸发黄，分利三焦，亦为正治。

滑石　寒水石　石膏　厚朴　猪苓　连皮苓　草果　杏仁　桑皮　白豆蔻　茵陈　泽泻

食物宜节，否则恐延胀满。

谷芽　半夏曲　米仁　广皮　茯苓　宣木瓜　炙草　砂仁

清养胃阴。

知母　麦门冬　川贝母　霍斛　甜竹茹　嘉花粉

失血色夺，脉弦，恐其食减。

熟地　白扁豆　北沙参　川斛　白茯神　麦门冬

温[1]热未净，不饥妨食。

藿梗　谷芽　半曲　川连　木瓜　陈皮

失血咳嗽，经事不至，渐延干血。

细生地　穞豆皮　茯神　生牡蛎　川石斛　鲜藕

阳微自汗。

生於术　防风根　煨姜　大南枣　生黄芪　淡附

脉弦数。

细生地　天冬　穞豆皮　清阿胶　茯神　鲜莲藕

暑伤气，神倦无力。

黄芪片　炙草　宣木瓜　白茯苓　归身　鲜莲子

此属血格，当宣其络。

枇杷叶　桃仁　瓜蒌皮　枳壳　降香汁　苏子　郁金汁　紫菀

饮邪作咳。

苦杏仁　茯苓　白芥子　旋覆花　米仁　橘皮红

邪阻肺痹，痰腥，渐延肺痈。

苇茎汤

久嗽阴伤晡热，此属虚损。

贞元饮

身热二载，咳嗽咽干。

① 温：［程注］温字可疑，是湿字之误。

玉女煎去牛膝

脉弦涩，体质阴伤，阳浮不潜，咳嗽内热，法宜填摄脏真。

熟地（四两） 川石斛（八两） 牡蛎（二两） 旱莲草（二两） 山药（二两） 真阿胶（一两五钱） 天冬（二两） 北五味（一两） 茯神（二两） 女贞子（二两） 湘莲（二两） 麦门冬（一两五钱）

热伤胃阴，知饥妨食，头胀牙宣。

竹叶石膏汤去参、夏，加知母

湿盛，飧泄便血。

茅术　炙草　茯苓　炮姜　木瓜　广皮

暑湿郁于卫，背冷，食下少运。

藿香梗　茯苓　陈皮　半夏曲　杏仁　木瓜

头胀鼻衄。

犀角地黄汤加白茅花、侧柏叶

暑阻上焦，头重咳嗽，寒热似疟。

丝瓜叶　桑皮　杏仁　飞滑石　橘红　通草

温疟脘闷。

草果　半夏　乌梅　厚朴　橘白　杏仁

食下拒纳，此属反胃。

旋覆花　半夏　吴萸　代赭石　茯苓　川连

温理阳明。

吴茱萸（五钱） 川椒（三钱） 茯苓（一两五钱） 附子（一两） 干姜

（七钱）

暑邪发热，脘闷。

丝瓜叶　藿香　滑石　连轺　白蔻仁　杏仁　厚朴　橘白

此新受暑风，郁于腠理，与宿糕[1]无涉。

细香薷　连轺　杏仁　飞滑石　橘红　川通

邪郁于肺，咳嗽痰稠。

桑白皮　杏仁　橘红　川贝母　花粉　桔梗

冲气嗽逆，宜治少阴。

茯苓桂枝五味甘草汤

呕伤胃络血来，莫作失血治。

鲜莲子肉　茯神　木瓜　鲜扁豆叶　霍斛　半曲

脉数无序，阴阳夹邪[2]，难治。

麦冬肉　鲜藕　金钗川石斛　鲜莲肉　茯神　蜜水炒知母

冲脉为病，逆气至咽。

熟地　伽南香汁　茯苓　黄柏片　泽泻　白牛膝炭　桂心　紫石英

饮阻于脘。

茯苓　干姜　半夏

脘痞不饥，脉沉弦，味酸苦，疟后致此，宜苦辛开泄。

---

① 糕：［程注］糕为恙之误。

② 阴阳夹邪：［程注］阴阳夹邪不可解，当有脱字，或是阴伤之讹。

川连　人参　枳实　干姜　茯苓　半夏

吐血，脉空大，最不为宜，恐其暴涌气脱耳，当静养为要。

熟地　参三七汁　青铅　鲜莲子　茯神　川金石斛　牛膝　鲜藕汁

咳伤肺络失血。

旋覆花　桃仁　苏子　冬瓜子　橘红　杏仁

此暑热逼入胞络，神昏乱语，心中热。

竹卷心　川黄连　鲜莲子　赤麦冬　白茯神　白灯心

失血，寒热反止，营卫和矣。

葳蕤　川贝母　鲜藕　茯神　白沙参　霍斛

暑伤气，作之咳。

杏仁　天花粉片　桑皮　芦根　西瓜翠衣　川贝

气弱湿阻，便溏下血。

人参　广皮　炙草　茆术炭　茯苓　木瓜　炮姜　地榆炭

血隶阳明而来，但脉芤而数，色痿少彩，少阴之阴伤矣，自知病因，葆真静养，庶几扶病延年。

熟地　川斛　麦冬　北参　茯神　扁豆

暑热郁于少阳，头胀偏左，齿痛。

苦丁茶　大连轺　赤芍药　菊花叶　黑栀皮　夏枯花

暑热侵于上焦，咳嗽身热，主以辛凉，肃其肺卫。

鲜丝瓜叶　杏仁　桔梗　活水芦根　桑皮　花粉

无形暑热袭于肺卫，咳嗽脘闷。

鲜芦根　橘红　桑皮　枇杷叶　杏仁　滑石

热郁上焦，头胀咳嗽脘闷。

丝瓜叶　橘红　杏仁　枇杷叶　桑皮　桔梗

脉模糊，欲成三焦疟。

竹叶　豆蔻　飞滑石　杏仁　连轺　白通草

左脉弦数，肝阴不足，切勿动怒，他日恐有失血之患。近今妨食恶心，暂和肝胃而已。

生谷芽　茯苓　半曲　宣木瓜　白芍　陈皮

暑湿内陷下利。

益智仁　砂仁壳　木瓜　广藿香　白茯苓　广皮

咳嗽失血，脉大而数，由湿邪未净，延及少阴之损，将来有音哑之变。

熟地　麦冬　鲜莲肉　川斛　茯神

向来失血，近受暑邪，呕恶胸闷咳嗽，暂降肺胃。

鲜枇杷叶　杏仁　泡淡黄芩　橘红　茯神　旋覆花

湿热内蒸，瘅热渴饮。

苑术炭　泽泻　赤苓　寒水石　黄柏　木瓜

经事淋漓，带下，下体怯冷，心悸。

大熟地　杜仲　人参　紫石英　鹿角霜　沙苑　茯神　巴戟天　桑椹子　杞子　白薇　当归身

肝阴内耗，不时寒热，咳嗽失血。

生地　炙黑甘草　生白芍　麦冬　上清阿胶　白茯神

暑热郁于上焦，涕流气腥，主以辛凉。

薄荷梗　丝瓜叶　黑山栀皮　连轺壳　飞滑石　大豆黄卷

阅病原，参色脉，皆营阴不足，虚风萌动使然，法宜甘缓益阴。

人参　枸杞子　柏子仁　茯神　紫石英　酸枣仁

嗽久不已，病不在肺，而在少阴矣，且左脉弦数，法宜摄阴。

熟地　鲜莲肉　茯神　川斛　左牡蛎　天冬

阴亏内热，咳嗽咽干。

北沙参固本汤

暑热未肃。

丝瓜叶　连轺　象贝　桑白皮　杏仁　桔梗

呕恶，气乱于胸，如梗不爽，议苦辛开泄。

枇杷叶　白蔻　半夏　橘皮白　杏仁　茯苓

肢麻肉瞤偏左，脉涩，此虚风萌动，良由肾精肝血不足使然。

何首乌　白蒺藜　浙菊炭　天麻　枸杞子　桑椹子

嗽甚喉痒。

经霜桑叶　生地　霍斛　天冬肉　上清阿胶　南沙参　麦冬　大麻仁

阴亏气燥，失血食少。

熟地　鲜莲肉　藕　川斛　牛膝炭　茯神

营虚胁痛。

旋覆花汤　柏子仁　桃仁

气弱神倦，知饥妨食。

人参　谷芽　宣州木瓜　茯神　霍斛　鲜莲子肉

冷热不调，阳伤哮喘。

桂苓五味甘草汤加杏仁、干姜

下利半月，脉涩，此阴暑伤中。

荜茇　厚朴　茯苓　丁香　益智　广皮

暑侵少寐，心阳不宁耳。

辰砂炒麦冬　酸枣仁　灯心　细根小生地　鲜莲肉　茯神

肺胃不降，咳嗽呕恶。

枇杷叶　橘红　桔梗　杜苏子　杏仁　桑皮

食物失调，腹胀下利。

生益智　茯苓　大泽泻　砂仁壳　广皮　生谷芽

左脉弦数，阴亏气热，咳嗽口燥。

生地　茯神　麦门冬　川斛　天冬　鲜莲肉

阴亏阳升，牙痛时发。

生地　天冬　条芩　阿胶　石决　白芍

脉沉细，胀渐甚，溺赤。

茯苓　干姜　泽泻　附子　白术　米仁

理冲不应，得毋肝阳郁乎。

越鞠丸

疟虽止，色黄，脉呆钝，湿未净耳。
谷芽　半曲　陈皮　茯苓　木瓜　乌梅

暑热阻于中焦。
藿梗　橘白　厚朴　川连　半夏　茯苓

暑侵上焦。
杏仁　通草　橘红　桑皮　芦根　桔梗

胃气不苏，湿热内蕴耳。
竹茹　半夏　橘白　枳实　茯苓　金斛

暑阻中焦，发热脘闷。
滑石　半夏　厚朴　杏仁　藿香　连翘

哮止，阴亏内热，气逆。
都气丸

热郁于肺，咳而咽干。
桑叶　杏仁　生草　花粉　桔梗　川贝

飧泄半载，脾阳困也。
焦术　木瓜　炮姜　菟丝子　益智　茯苓

湿阻泄泻。
藿梗　苓皮　腹皮　麦芽　厚朴　广皮　泽泻　猪苓

络伤嗽血，脉弦，切勿动怒。

丹皮　生地　穞豆皮　黑栀　茜草　鲜荷藕

少阴肾真下损，冲气不纳为嗽，扰络痰血，金[①]赖胃强纳谷。

熟地　参三七　霍石斛　五味　白茯神　鲜莲子

肺阴已伤，热神[②]尚炽，咳嗽音哑。

补肺阿胶汤

舌黄，妨食内热，湿热郁于中焦。

藿香　半夏　茯苓　川连　木瓜　橘白

脾呆胃钝，水谷之湿内阻，食下神倦。

资生丸[③]

暑邪郁于上焦，身热头胀。

丝瓜叶　滑石　杏仁　白蔻仁　连轺　桑皮

霍乱后，中气未和，大便如溏如结，苦药不宜。

人参　谷芽　木瓜　茯苓　煨姜　陈皮

嗽减，溺频。

都气丸

脉弦呕恶，肝胃同治。

旋覆花　半夏　川连　代赭石　茯苓　干姜

---

① 金：［程注］金乃全之误笔。

② 热神：［程注］热神二字不可通，疑是邪字之误，大概是影抄之故，故多误画耳。

③ 资生丸：《先醒斋医学广笔记》中有载，由人参、薏苡仁、桔梗、芡实、白豆蔻、白扁豆、白术、陈皮、山楂、藿香、黄连、茯苓、泽泻、麦芽、莲肉、山药组成，可安胎补脾胃。

脉数阴亏，气燥作咳。

桑叶　川贝　白沙参　葳蕤　花粉　地骨皮

脉涩胃痛，此营阴枯藁，络气不疏使然。

柏仁　新绛延　延胡　桃仁　青葱　麦芽

肝郁不疏，味酸脘闷。

左金丸

阴弱，近受暑风，额痛鼻塞，宜用轻药。

丝瓜叶　连翘　杏仁　川贝母　桔梗　桑皮

脾呆腹膨。

厚朴　茯苓皮　广皮　麦冬　大腹皮　砂仁壳

气郁脘闷。

香附　青皮　郁金　麦冬[①]　茯苓　橘红

脉小，咳嗽背冷。

杏仁桂枝汤去芍，加米仁

久嗽鼻塞，究属邪郁于肺。

泻白散

此劳伤肾也。

还少丹[②]

---

① 麦冬：［程注］此二方似无用麦冬之理，以所用药习惯之惯例推之，必是麦芽之笔误耳。

② 还少丹：出自《仁斋直指方论》卷九，由山药、山茱萸、续断、菟丝子、牛膝、茯苓、茴香、杜仲、五味子、巴戟天、熟地黄、芡实、远志组成，治疗心肾不足。

伏暑，发热形寒，脘闷身痛，恶心。

藿香　杏仁　橘白　厚朴　半夏　滑石

疟后气弱，神倦无力，议用补中益气汤。

原方去升麻柴胡，加木瓜、茯苓

肺热嗽血。

芦根　鲜冬瓜子　米仁　熟桃仁

舌白胸闷。

杏仁　藿香　半夏　厚朴　橘白　滑石

胸闷妨食，战慄肢寒，气弱，伏暑之候，且以和法。

茯苓　煨姜　杏仁　半曲　橘白　藿梗

向有肝风乘胃，阴弱可知，近头痛转在右太阳，且鼻衄，上焦未免暑风侵焉。

桑叶　囫囵大葳蕤　南沙参　川贝　嘉定天花粉　生甘草

暑伏上焦，身热似疟。

灯心　竹叶心　连轺　白蔻仁　川通草

加辰砂益元散

此劳伤为嗽，脉来弦大，食减则剧。

小建中汤去姜，易茯神

头蒙，短气少寐，少阴空虚，阳浮不纳使然。

桂七味丸

气郁脘闷噫气，病在肝胃。

竹茹　熟半夏　橘红　枳实　白茯苓　川连（吴萸泡汤拌炒）

少腹瘕聚，痛甚带下。

泡淡吴萸（三钱）紫石英（二两）黑豆皮（一两）桂心（三钱）乌鲗鱼骨（一两）小茴香（五钱）胡芦巴（七钱）茯苓（一两）粗当归片（一两）巴戟天（一两）川楝子（五钱）白薇（一两）明润琥珀（三钱）

红枣去核皮为丸

头风数载，不时举发，邪已入脑俞矣，且左脉沉细，岂三阳为患，隶在少阴也，弗至厥阴为妙。

灵磁石（一两）淡附（一两）牛膝（一两）鹿茸（一两）细辛（一钱五分）当归头（五钱）蔓荆（三钱）远志（五钱）茯苓（一两五钱）青盐（一两）紫巴戟（一两）菊瓣（五钱）枸杞子（二两）川斛（四两）

热止嗽盛。

熟地　茯神　北沙参　川斛　麦冬　鲜芡实

阴疟，头痛咳呛。

阳旦汤[①]

气逆作咳。

杏仁　桔梗　白芦根　桑皮　通草　枇杷叶

气弱，右目昏花眶垂，宜益其虚。

参须　黄芪　柴胡　当归身　蕤仁　白芍　升麻　炙草

疟止，脘痹不饥，咳嗽痰多，此阳伤湿未净，治以温泄。

半夏　姜渣　橘白　茯苓　厚朴　杏仁

① 阳旦汤：即桂枝汤。

阴弱，秋燥侵肺血发，金水同治。

熟地　白茯神　清阿胶　川斛　天门冬　麦门冬

脉涩，背痛咳嗽。

熟地　杜仲　炒杞子　茯神　归身　牛膝炭

经漏一载，腰痛带下，此属奇经失护使然。

宜用丸剂[①]

调理，近日呕恶脉弦，先宜降胃。

鲜枇杷叶　半夏　竹茹　大人参须　茯苓　橘白

肿满病，形羸脉微，二气交衰，治之岂易？所赖者，第[②]以年富强耳。

济生肾气丸

疟来即三日一发，头痛咳嗽渴饮，从手太阴治。

桂枝白虎汤

暑郁上焦，头胀恶心，不饥，当开上焦。

杏仁　芦根　通草　白蔻　桑皮　橘红

脉涩。

当归　茯苓　广皮　煨姜　白芍　炙草　桂心　南枣

经来腹痛，脉涩，宜两和气血。

当归　楂炭　乌贼骨　香附　艾炭　炒延胡

---

① 宜用丸剂：[程注] 宜用丸剂调理是一句，当接在奇经失护使然之下。今分作三行，反使人惑不可解矣，宜改正之。

② 第：除表次序外，此处亦或表“只是、但”。

暑热伤气，神倦食减。

川连　木瓜　荷叶边　半曲　茯苓　广皮白

劳嗽音哑咽痛，胃强能纳，庶几带病撑持。

熟地　茯神　元稻根须　天冬　麦冬　川金石斛

阴阳络热失血，心悸晡热。

细生地　穞皮　天冬　阿胶　大珠菜　茯神

燥侵咳嗽。

桑叶　川贝　花粉　杏仁　南参　橘红

复受风邪，嗽反甚，头反胀，暂以轻药肃其上焦。

经霜桑叶　南沙参　生甘草　葳蕤　大川贝母

白元米①四合泡汤代水

伏邪发热。

杏仁　橘红　桑白皮　连轺　桔梗　川通草

气弱少运，食减脘闷。

生谷芽　半曲　木瓜　茯苓片　广皮　川斛

此肾虚腿痛，法宜温补。

杞子　杜仲　沙苑蒺藜　肉苁蓉　牛膝　巴戟　羯羊内肾　小茴香

脉浮，身热头痛。

桂枝汤加杏仁、花粉、黄芩

① 白元米：白糯米，后同。

舌白，身热头胀。

杏仁　连轺　桔梗　苏梗　枳壳　橘红

胀弦紧，形凛发热，头胀恶心。

藿香　半夏　生姜　杏仁　橘白　厚朴

此肾病也，腹胀腿麻，二便不利，诊脉沉细，法宜温纳，理阴中之阳为主。

天真丹

燥侵作咳，但左脉弦数，恐络动失血。

桑叶　南沙参　嘉花粉　玉竹　川贝母　麦门冬

邪壅于肺，日久络痹嗽痰，胸中痹痛，恐延肺痈。

鲜枇杷叶　苏子　杏仁　鲜冬瓜子　旋覆　米仁

舌苔尚白，伏暑未肃，仍宜开泄。

鲜藿香　橘白　半夏　枇杷叶　杏仁　茯苓

下虚不纳，失血便痛，宜摄少阴。

熟地　龟板　川斛　茯神　天冬

脉数，少阴空虚，葆真为要。

熟地　川斛　山药　枣仁　茯神　牡蛎　天冬　黑壳建莲

养胃阴，谷增，不时形凛，理下焦保元为主。

贞元饮

本为少阴夹邪下利，但舌苔浊腻，脘闷不爽，太阴亦伤矣，症势最险。

真武汤

冲疝。

茯苓　当归　荔枝核　桂枝　小茴香

痛止脉弦。

香附　半夏　广皮　青皮　茯苓　麦芽

食物不节，腹膨且痛，脐凸便泄，属疳积也，宜慎食物。

焦术　砂仁末　神曲　麦芽　楂肉　广木香　茯苓　广皮

阴虚之质，因暑热致嗽失血，复延肛疡，暑热乘虚内陷，酿成阴损矣，谷食不减，用药庶几有效。

熟地　山药　穞皮　川斛　茯苓　丹皮　泽泻　元稻根须

下体热，肛痒便血，湿热郁于阴分耳。

生地　黄柏　苦参　槐花　牡蛎　穞皮

脉弦。

鳖甲　草果　知母　乌梅　生姜　黄柏

晨起必哕逆，痰多头晕，当治胆胃。

温胆汤加丹皮、山栀

原属三疟，今转瘅热，阴弱邪郁耳。

鳖甲　当归　细黄芩　青蒿　知母　制首乌

脾弱少运，腹鸣且胀。

益智　茯苓　大腹皮　青皮　广皮　砂仁壳

遗泄，内热咳嗽，脏阴不固，法宜摄纳。

熟地　芡实　女贞子　山药　龟板　牡蛎　金樱子　麦冬　湘莲　茯神

海参胶　川斛

伏暑发热，脘闷。

杏仁　半夏　藿梗　厚朴　橘白　茯苓

身热头胀。

杏仁　半夏　橘白　厚朴　苏梗　茯苓

左脉弦，瘅热知饥，色黄。

青蒿　知母　丹皮　白芍　银柴胡　鳖甲

疟后不纳，神倦。

谷芽　木瓜　广皮　当归　茯苓　半曲　炙草　白芍

下焦空虚，冲气不纳，遇寒则哮喘，非汤药所能治。

桂七味汤

营虚气弱，经事后期，食下䐜胀，心悸少寐，宜甘缓益虚。

黄芪　白茯神　酸枣仁　当归　桂圆肉　柏子仁

肝火夹痰上冒，头旋腿麻。

钩藤　茯苓　金石斛　桑叶　橘红　半夏曲

不独阴损，气亦乏矣，无力用参，奈何。

黄芪　当归　南枣　黄精　茯神　炙草

气弱少运，耳鸣便泄。

六君子汤加木瓜、荷叶蒂

嗽痰胸痹。

苇茎汤

背痛失血，属肾虚不纳，葆真为要。

熟地　牛膝炭　茯神　杞子　川石斛　天冬

肾虚，腰痛腿痠，下焦怯冷。

还少丹

癖积便血，此饥饱伤及脾胃所致。

绛矾丸

劳伤血发。

熟地　牛膝炭　茯神　川斛　穞豆皮　藕

咳嗽身热，脉弦数，阴虚夹邪，勿轻视之。

玉竹　麦门冬　霍山石斛　川贝　南沙参　鲜地骨皮

头旋心悸，带多。

熟地　紫石英　牡蛎　茯神　萸肉炭　川斛

风邪作咳。

杏仁　南沙参　花粉　桑叶　川贝母　橘红

胸痹。

小半夏汤加茯苓

痛偏左[①]右，肺气不宣。

鲜枇杷叶　紫苏子　土瓜蒌皮　甜北沙参　广橘红　白旋覆花

① 左：［程注］左字当是在字之误。

胀后成痞，清阳失旷，饮邪内阻耳。

苓姜术桂汤

究属肾病，肾为胃关，是以食少形倦，自宜温纳下焦为主，但右脉弦而有力，虚[①]之实，未必无是理也，先宜疏胃益脾。

人参　广皮　谷芽　半曲　厚朴　姜渣

左脉弦数，内热咳嗽痰血，脏阴暗耗，阳动不潜使然。

熟地　川斛　天冬　阿胶　茯神　麦冬

腹痛，得食则安，梦泄。

炙草　归身　茯神　白芍　南枣

脉弦数，先寒后热，头胀脘闷，属伏暑成疟，当分三焦。

杏仁　滑石　藿香　通草　厚朴　半夏　橘白　连轺

伏邪下利，脉弦，法宜和之。

藿梗　广皮　泽泻　麦芽　茯苓　香附　猪苓　腹皮

填补皆效，复大便频下，中气虚甚，乏力用参，奈何。

焦术　菟丝饼　芡实　山药　炙甘草　建莲

利止嗽发，气逆火升，中脘尚痛，阴亏于下，气阻于中，先和其中，续摄其阴，是其治也。

桂枝　淡干姜　茯苓　炙草

风袭脑门，颠痛涕溢，最不易治，虽有成法，鲜能除根者。

蔓荆子　川芎　殭蚕　白蒺藜　辛夷　茯苓

① 虚：［程注］虚字之下似缺一中字。

左脉弦。

鳖甲　知母　首乌　白芍　丹皮　牡蛎

脉弦数，咳嗽虽缓，尚宜谨慎调摄。

生地　川石斛　知母　阿胶　川贝母　麦冬

气结有积，能食少运，疏之为主。

阿魏丸

知饥少纳，脾气弱也。

谷芽　半曲　木瓜　煨姜　茯苓　陈皮　炙草　南枣

脏阴久耗，素多郁勃，厥阳化风，内燔扰土，为泄为热，宜用甘缓化风法。

炒焦白芍药　炙黑甘草片

伏暑成疟，神识不爽，良由邪盛故耳。

竹叶　杏仁　滑石　连轺　蔻仁　厚朴　半夏　通草

脉弦涩，舌苔腻，湿邪阻于中焦，木火不能疏泄，湿火内蒸，升降之机失职，为之胀满，法宜疏之。

香附汁　广皮　藿梗　小青皮　茯苓　川连

脉沉弦，腹膨不饥。

川楝子肉　鸡肫皮　香附汁　赤麦小芽　青皮汁　山楂炭

咳嗽失血，右胁痛引，阴先亏而[①]先宜理其络痹。

紫苏子　桃仁　枇杷叶　冬瓜子　茜草　薏苡仁

---

① 而：［程注］而字不可解，当是耳字，抄方者耳听之误也。

精关不固，耳鸣少寐。

灵磁石　沙苑　青盐　湖莲　金樱子　五味　熟地　茯神　线鱼胶　芡实　远志　覆盆

阴伤腹痛。

黄芩　茯神　白芍　知母　牡蛎　丹皮

左脉弦数，嗽逆气急盗汗。

河车　龟板　川斛　芡实　天冬　茯神　熟地　牡蛎　五味　阿胶　山药　湘莲

脉弦数，咳呛失血。

淡黄芩　桑叶　川贝母　真阿胶　南参　细生地

嗽久失血音哑，由外邪伤阴，阴枯则阳浮上亢，为少阴损也。

细生地　元稻根须　人中白　玄参　鸡子白　粗旱莲草　白桔梗　生草

开肺不应，从阳失流行治。

桂枝　茯苓　白蜜　煨姜

诊脉软，心悸不耐烦，营虚气怯甚矣。

淮小麦　茯神　炙草　炒白芍　枣仁　建莲

湿去热未已，面热舌黄。

川黄连　广皮白　金斛　熟半夏　绵茵陈　茯苓

右胁癖积，攻逆腹痛，不能纳，邪在阳明之络，日久有腹满之累。

姜渣　肉桂　炙草　厚朴　茯苓　广皮

哮逆不得卧，脉弦。

桂苓五味甘草汤

子后咳逆嗽甚，汗多脉细。

都气丸

脉细，形神疲倦，显是命门真火式微，为之痺胀肿满，王宇泰[①]谓益火之源，以消阴翳，正此候也。

济生肾气丸

午后用运理中阳法。

人参　茯苓　附子　於术　干姜　益智

脉象平和，热退头晕，宜调肝胃。

青蒿梗　丹皮　知母　半夏曲　橘红　茯苓

身热头痛，身疼无汗，脉弦。

小柴胡汤去人参

久泄腹满，下焦怯冷，经数载余，述起产后，此伤在冲任矣，用药自以温纳，唯恐病深难复。

鹿茸　淡附子　人参　赤石脂　川椒　胡芦巴　炮姜　补骨脂　桂心　茯苓片　肉蔻　菟丝子

烦劳伤营，心悸脘痛。

人参　当归　桂心　煨姜　茯神　白芍　炙草　南枣

咳嗽痰血气腥，邪陷于肺络。

苇茎汤

① 王宇泰：[程注] 王宇泰应是王太仆，抄方时耳听之误也。

努力伤络失血。

丹皮　生地　桃仁　牛膝　穞皮　茜草

咽痛舌辣，晡热，无一非阴枯阳炽也。

生地　阿胶　左牡蛎　天冬　茯神　鸡子黄

三疟，色黄，脉弦偏右。

草果仁　生姜　知母　乌梅

寒热咳嗽。

桂枝汤加花粉

此肝火上冒耳，当养阴泄阳为主。

羚羊角　桑叶　细生地　石决明　丹皮　浙菊炭

和营宣气。

柏子仁　归身　香附子　山栀　枣仁　广橘红　抚芎[①]　陈神曲　麦芽　丹参

嗽而呕恶，肺胃不降耳。

枇杷叶　橘红　茯苓　旋覆花　杏仁　竹茹

脉右数。

羚羊角　川贝　绿豆皮　石决明　天花粉　桑叶　生甘草　细生地

脉弦数，少腹气冲，映背交痛，此高年阴血藁枯，少阴肾气不摄，势欲为奔豚，法宜温养下焦。

茯苓　紫石英　小茴香　杞子　川楝子　柏子仁

① 抚芎：江西抚州产。

风侵作咳身热。

杏仁 橘红 桑皮 苏梗 通草 桔梗

脉弦，不饥少纳，湿痰阴于中焦耳。

半夏 干姜 橘红 茯苓 枳实皮 厚朴

营枯气阻胃痛。

当归 新绛 柏子仁 延胡 桃仁 桂圆肉

阴亏阳动失血。

细生地 大淡菜 茯神 穞豆皮 天门冬 藕汁

热伤气，作之咳。

桑叶 川贝母 青蒿 南参 天花粉 骨皮

劳损嗽甚，气急。

都气丸

疝后肢冷汗泄，浊阴上干，阳乃伤矣，是以妨食脘闷，大便不行，从火虚治。

半硫丸①

脉数不宁。

归身 人参 炙草 木瓜 白芍 茯苓 广皮 半曲

嗽咳胸引痹痛，小溲频数，肺阴渐涸矣。

麦冬 甘草 地骨皮 北参 玉竹 川贝母

白元米煎汤代水

① 半硫丸：《太平惠民和剂局方》中有载，由半夏、硫黄组成，可温肾通便。

午后背凛头晕，余邪未尽。

钩藤　金石斛　茯苓　桑叶　广皮白　半曲

弦劲脉长，心悸嘈杂，此肝阳化风，冲激阳明所致，良由少阴不充，无以涵木耳。

熟地　茯神　柏子仁　川斛　牡蛎　淡天冬

中脘有形如梗，摩之汩汩有声，据述不时举发，此属肝积耳。

厚朴　姜渣　白蒺藜　肉桂　茯苓　广皮白

下利红积，腹膨。

焦术　广皮　炮姜　茯苓　木瓜　益智

湿痰上阻，咳逆不得卧，痰降嗽始却。

杏仁　旋覆花　白茯苓　姜汁　半夏　蒌瓜霜[①]　白芥子　竹沥

知饥不纳，宜摄胃气。

大麦仁　茯苓　广皮　金石斛　半曲　木瓜

热郁于肺。

薄荷　花粉　杏仁　桔梗　连轺　甘草

且疏肝气之郁。

香附汁　川楝子　桃仁　大麦芽　柏子仁　橘红

左脉弦。

何首乌　茯神　巨胜子　穞豆皮　枸杞子　桑叶　菊花炭　酸枣仁

① 蒌瓜霜：即瓜蒌霜。

饮冷伤阳，下体怯冷，气逆嗽血，法宜温纳。

桂七味丸

湿神[①]阻于上焦，不饥少纳。

杏仁　苏梗　枳壳　厚朴　橘红　半夏

风热作咳。

杏仁　桑皮　芦根　橘红　桔梗　通草

阴伤，气阻脘闷，嗽逆气急。

熟地　茯神　丹皮　牛膝炭　川斛　牡蛎　泽泻　穞豆皮

伏热作咳。

桑叶　川贝母　杏仁　南参　天花粉　梨汁

身热，头痛渴饮，脉浮弦。

芦根　连轺　杏仁　桑皮　花粉　通草

发热，舌黄脘闷。

淡豆豉　黑山栀　枳壳　土蒌皮　扁杏仁　桔梗

先却风疹之邪。

薄荷　连轺　生草　射干　大力　桔梗　花粉　赤芍

伏暑，发热脘痞。

藿香　半夏　广皮白　杏仁　厚朴　莱菔汁

劳伤伏邪，发热身痛。

① 神：[程注] 神是邪之误。

当归　炙草　广皮　青蒿　白芍　茯苓　半曲　黄芩

中阳困顿，湿饮内阻，脘痛飧泄咳嗽，法宜温阳。

苓桂术姜汤

精泄后尿血，阴伤，气失宣化耳。

琥珀屑　细生地黄　粗木通　甘草梢　大黑豆皮　淡竹叶

时病伤阴，阳浮不潜，神识时清时昏，脉来弦数，宜益阴和阳。

生地　丹参　茯神　飞金　犀角　赤麦冬　灯珠[①]　廉珠

心肾不交，心悸内怯，阳痿不举。

淮小麦　枣仁　远志　柏仁　龙齿　建莲

湿阻身痛。

台术[②]　粗桂枝　薏苡仁　茯苓　晚蚕沙　木防己

四旬有二，须鬓颁白，未老先衰之象，良由阳气式微，是以痰饮泛溢，仲景谓治痰饮以温药撤之，盖以阳微阴干耳。早服金匮肾气丸[③]，去桂膝加沉香草薢，晚用外台茯苓饮，去人参。

疟止，脾气未振，知饥少运，噫气。

生谷芽　半曲　新会皮　宣木瓜　茯苓　砂仁壳

阳浮不潜，寤多寐少，神烦汗泄。

生地　茯苓　天冬　川斛　牡蛎　柏仁

① 灯珠：[程注] 灯珠可疑，或灯心之误欤。

② 台术：未见相关记载，或为白术的一种。

③ 金匮肾气丸：[程注] 金匮肾气丸中无牛膝，此云去桂、膝者，乃济生肾气丸也。先生偶然误记耳。

中脘胀而高凸，阳痹湿阻使然。

厚朴　杏仁　橘白　茯苓　枳实　干姜

脉不宁静，陡然失血，阳升扰络使然。

藕汁　蹟毂　细生地　茯苓　牛膝　霍石斛

伏暑湿成疟脘闷。

藿梗　茯苓　半夏　厚朴　广皮　杏仁

饮邪作咳。

茯苓　杏仁　炙甘草　桂枝　米仁　老生姜

气阻，胸闷脘痛。

枇杷叶　枳壳　橘红　杏仁　桔梗　茯苓

脘痞呕恶，吐涎沫，水饮内结，中阳不宣使然。

川连　半夏　枳实　干姜　茯苓　橘白

脉弦，饮逆作咳。

桂苓五味甘草汤

此精亏也，法当温养填补。

线鱼胶　羊内肾　覆盆　湘莲　龟板胶　北五味　沙苑　青盐　女贞子　海参胶　茯神

咽痛时发，由火热上炎耳。

玄参　射干　连轺　桔梗　桑叶　川贝

气郁胸闷。

枇杷叶　橘红　杏仁　土蒌皮　桔梗　通草

咳嗽少寐，阴亏气燥所致。

玉竹　南沙参　茯神　川贝　霍山斛　骨皮

色脉皆不妥，胃强能纳，庶几望其痊可。

人参　益智　炒谷芽　茯苓　广皮　宣木瓜

病后食物不节，下利。

益智仁　广皮　大腹皮　砂仁壳　茯苓　广藿香

湿阻，下利腹痛。

厚朴　广皮　香附　藿香　茯苓

阴亏气热。

生地　粉丹皮　白芍药　泽兰　穞豆皮　柏子仁

带多腰痛。

熟地　鹿角霜　杜仲　沙苑　枸杞子　白薇

脉涩心悸，内热。

生地　白薇　柏子仁　条芩　穞豆　茯神　左牡蛎　白芍

风痰郁于肺卫，咳嗽鼻塞不利。

杏仁　桑皮　橘红　前胡　桔梗　姜皮

伏暑瘅疟[1]，汗多脉细。

生谷芽　木瓜　乌梅肉　半夏曲　知母　细青蒿

---

① 瘅疟：《素问·疟论》有言，“其但热而不寒者，阴气先绝，阳气独发，则少气烦冤，手足热而欲呕，名曰瘅疟。”

动怒肝逆，络松失血。

苏子　丹皮　牛膝炭　桃仁　钩藤　黑山栀

胃痛便艰，脉涩，营虚络痹，恐延关格。

旋覆花[①]加柏子仁、瓜蒌皮、桃仁

湿伏蒸热下利。

木瓜　茯苓　陈皮　半曲　藿香　荷边　炙草　谷芽

脉涩下利，少腹啾唧，此阳微积著使然，法当温通。

焦术　菟丝饼　肉桂心　胡芦巴　沉香汁

久嗽失血。

熟地　扁豆　甜北沙参　川斛　茯神　炒松麦冬

阴损及阳，寒热日加，脉数形瘦，其何以理。

贞元饮

寒热后食物失宜，中气反困，食不甘味，神倦无力，法宜和之。

藿香梗　厚朴　茯苓　木瓜　砂仁末　谷芽　半曲　广皮

脉小，利止食少。

益智仁　煨姜　谷芽　半夏曲　茯苓　木瓜

努力伤络，寒热胁痛。

当归　红花　茯苓　五加皮　秦艽　桂木　松节　桑寄生

风热壅于肺卫，咳嗽鼻塞。

① 旋覆花：［程注］旋覆花下当有一汤字，此字不能少也。

桑皮　芦根　象贝　桔梗　通草　花粉

头痛身热渴饮。

桂木　木防己　杏仁　豆卷　天花粉　厚朴

阴弱气燥，化热逼络，嗽血，心中辣热，宜用甘药和之。

葳蕤　南参　茯神　川贝　霍斛　鲜藕

脾阳呆钝，食下少运。

焦术　生谷芽　广皮　小青皮　木瓜　炒米仁　茯苓　炒神曲

营血暗耗，心悸食减。

准小麦　生白芍　枣仁　白茯神　炙甘草　柏仁

失血每入秋发，脉细涩，属阴亏，气不收肃，扰络致此。

酸枣仁　白茯神　丹参　柏子仁　穞豆皮　建莲

寒热后不能寐，舌干，胃气不和耳。

竹茹　茯苓　木瓜　半夏　金斛　知母

湿邪阻于中焦，蒸热，脘闷腹膨，法宜苦辛开泄。

杏仁　藿香　白蔻　槟榔汁　厚朴　半夏　广皮白

劳嗽气逆，胃气不减，带病延年，不必见嗽见血，用药治之。

都气丸

客邪发热作咳，脉来细小无力，则为淹缠之候。

桂枝汤加玉竹

脉弦涩，体质阴亏，阳易外浮，不时寒热，咳嗽失血，宜益阴和阳。

虎潜丸

脉沉弦，阴邪内郁，厥阴阳明不能疏泄，与泛泛下利不同。

来复丹[1]

疟后呕恶头肿，怕正虚难任。

藿香　杏仁　橘白　厚朴　半夏　茯苓

风动心悸嘈杂。

淮麦　炙草　桂枝　牡蛎　茯神　南枣　龙骨　枣仁

久嗽伤营，形瘦食减。

小建中汤

食减少寐。

谷芽　枣仁　半曲　茯苓　建莲　橘红

下利后，时有头晕神迷，利伤下焦之阴，厥阳有上冒之机，法宜摄阴。

六味去萸肉，加牡蛎

咳引胁痛。

旋覆花　苡仁　桃仁　冬瓜子　橘红　青葱

伏暑间疟，脘闷不爽。

藿香　半夏　杏仁　厚朴　橘白　生姜

脉尚弦。

① 来复丹：《太平惠民和剂局方》中有载，由硝石、五灵脂、青皮、硫黄、玄精石、橘皮组成，治疗夏季伤暑、吐泻。

细生地　丹皮　茯苓　穞豆皮　牛膝　川斛

贫病饥寒，不能调摄，用药有何益耶。

谷芽　新会　木瓜　煨姜　茯苓　半曲

色晦，脘闷腹痛，此冷湿内著，阳气怫郁使然。

杏仁　藿香　茵陈　厚朴　茯皮　橘白

神识虽清，脉象殊数。

生地　生左牡蛎　龙骨　枣仁　茯神　淡天冬　建莲　柏仁

湿从下受，肿由足起，延及腹满食下胀痛，便溏不爽，脉来弦涩，其源起于三阴，而募原腑络痹不疏，宜从先治标之旨议法。

大针砂丸

寒热却，脘中闷，疏其肝胃。

香附　茯苓　青皮　大麦芽　半曲　新会

脉不流利，气血痹矣。

柏仁　当归　桃仁　延胡　香附　苏梗

晡热月余，阴分渐伤，恐延劳怯。

贞元饮

风热上侵，身热作咳。

杏仁　花粉　桔梗　连轺　桑皮　薄荷

气郁不宣，脘痹不饥。

金石斛　半夏　枇杷叶　广皮白　杏仁　枳壳

下利脉小而迟，食物不节，脾阳戕矣。

焦术　茯苓　荜茇　干姜　益智　新会

痰饮内阻，阳失流行，晨起恶心，身痛便溏。

於术　橘白　干姜　茯苓　半夏　枳实皮

遗精腰痛，下体怯冷。

沙苑　肉苁蓉　茯苓　螺鱼胶　鹿霜　羊内肾　杜仲　补骨脂　菟饼　覆盆子　巴戟　胡桃霜

舌白腻，咳嗽，入暮寒热，复感新邪耳。

杏仁　桔梗　桑白皮　藿香　橘白　老姜皮

食下呕恶。

温胆汤

腹痛下蛔，上泛酸水，此蛔病也，宜忌甜物。

安蛔丸

气弱神倦，阳痿，气由精虚使然。

线胶　羊内肾　杞子　沙苑　菟丝子　茯苓

邪未尽泄，肺气不降，咳逆短气。

枇杷叶　苏子　橘红　蒌仁霜　浙苓　杏仁

饥饱不调，中阳饮停，脘痹不饥，涎沫泛溢，宜理阳明。

外台茯苓饮去术，易半夏

脉迟，便血，心中嘈杂，由操劳使然，伤在心脾。

归脾汤

气弱不能运，腹痛由自而来。

人参　菟丝饼　茯苓　姜炭　焦术　益智仁　新会　谷芽

饮逆嗽不得卧。

杏仁　茯苓　橘红　厚朴　半夏　苡仁

湿阻不泄，脘痹不饥。

杏仁　半夏　茵陈　莱服子　厚朴　广白　苓皮　槟榔汁

间疟脘闷。

草果　半夏　生姜　厚朴　苓皮　乌梅

脉长尺垂，下焦脏真不固，阳浮血溢神倦，属虚损，非瘀也。

两仪煎[①]

木火上炎，头旋不耐烦劳。

细生地　丹皮　胡黄连　石决明　黑栀　牛膝炭

脏阴暗耗，气浮肤热，脉数腹膨，阴亏渐及阳位，此属虚损，最不易治。

猪肚丸

正弱滞下，法宜和之。

厚朴　茯苓　广皮　人参　炮姜　木瓜

此木郁也，扰阳明则吞酸呕逆，法宜疏之。

越鞠丸

① 两仪煎:《景岳全书·新方八阵》中载有两仪膏，由人参、熟地黄组成，可补气血两虚，此处或为膏方煎汤。

客邪咳嗽。今脉右弦数，嗽盛汗泄，上病延及下焦矣，是以音渐失也。

都气丸

湿阻发黄，腰痛溺赤。

台术　小赤豆皮　茵陈　米仁　连皮茯苓　白苦参

劳伤营卫，咳嗽寒热，心悸。

小建中汤

阳伤气陷，下利腹膨。

人参　益智仁　茯苓　焦白术　炮姜　胡芦巴　菟饼　肉桂心

左胁痹痛，气逆不舒。

桃仁　青葱　茯苓　丹皮　柏仁　橘红

脉细如丝。

焦术　益智　荜茇　炮姜　菟饼　肉蔻

宿饮咳逆哮喘，陡然形寒吐血，此亦阳伤渴[①]干耳。

桂枝　半夏　干姜　茯苓　炙草　五味

气郁痰滞，胸痹不舒。

枳壳　槟榔　檀香　乌药

四味磨汁

向来孱弱，花甲又遭拂意逆境，致心营脾卫暗伤，阳明络空，右肢酸不能举，心中洞然。当以甘缓益虚，勿以肢痹而用搜剔之品。

黄芪　当归　茯苓　炙草　枸杞　枣仁

① 渴：［程注］渴乃浊之误。

营虚卫薄，寒热咳嗽汗多，法宜和之。

桂枝汤加玉竹

湿痰上阻，胃逆不降，胸闷欲吐。

金斛　茯苓　枳实　半夏　橘白　杏仁

痛在下体，湿著居多。

杜仲（一两）川萆薢（一钱）独活（五分）金毛脊（五钱）附子（一钱五分）虎胫骨（三钱）牛膝（一钱五分）晚蚕沙（三钱）

阳维为病，苦寒热，治以调和营卫。

桂枝汤加玉竹

脉弦胃减，是以脘闷，食下膜胀，便溏不爽，良由脾阳呆钝，不能点[①]运水谷之湿滞。脾主升，胃主降，升降之机得宜，湿滞自宣，中脘自爽，莫谓体弱，即投以腻滞补药。

人参　茯苓　橘白　半曲　厚朴　谷芽

伏邪未清，寒热不罢，法宜和之。

当归　柴胡　半曲　橘白　鳖甲　赤芍　茯苓　黄芩

色亮，脉弦涩，此饮阻于肺络，咳嗽不已，如以虚论，饮愈阻矣。

旋覆花　苏子　莱菔子　橘红　白芥子　杏仁　薏苡仁　蒌仁霜

体弱夹邪，咳嗽头胀，怕其络松失血。

桑叶　川贝母　南沙参　玉竹　北梨肉　天花粉

脉数无序，里热甚矣，勿忽视之。

① 点：［程注］点字误，当默字也。

薄荷　黄芩　山栀　滑石　连轺　花粉　木通　桔梗

壮年而成关格，定属木火上亢，柔金被劫，失宣降之司耳。

枇杷叶　苏子　土蒌　紫菀须　橘红　杏仁

风热上阻，咳嗽头胀，宜治肺卫。

杏仁　桔梗　通草　桑皮　橘红　芦根

舌黄，渴饮身热。

桑叶　竹茹　橘白　黑栀　枳实　半夏

间疟，便泄脘闷。

藿香　杏仁　广皮　白蔻　厚朴　半夏　茵陈　苓皮

阳微形寒，腹痛下利。

人参　炮姜　焦术　茯苓　炙草　桂心

此下焦阳微，饮邪上逆，嗽甚呕恶，主以温药。

真武汤

营阴枯槁，气燥作咳。

熟地　天冬　穞豆皮　阿胶　茯神　鸡子黄

湿痰未清。

杏仁　浙苓　米仁　橘红　桑皮　通草

形瘁脉数，阴枯气燥，络松失血，以形脉论之，病不易治。

熟地　牡蛎　川石斛　茯神　穞皮　鲜荷藕

终伤失血，血去过多，不宜开泄。

生地　藕汁　茅花　牛膝炭　川斛　童便　丹皮　侧柏叶

奇经暗伤，腰痛恶心。

熟地黄　茯苓　杞子　紫石英　白薇　沙苑

阴质体亏[①]，近受燥火，咳呛少寐，暂以甘寒肃其肺卫，续以培元为妥。

葳蕤　茯神　桑叶　南参　霍斛　梨肉

湿饮上阻，头胀嗽逆，以淡渗之，勿以温泄，谓其湿阻蒸热耳。

杏仁　米仁　橘红　桑皮　浙苓

湿延中满，宜温太阴。

姜渣　茯苓　广皮白　厚朴　肉桂　枳实皮

脉黄[②]发热，咳呛脘闷，其开上焦。

杏仁　桑叶　花粉　黄芩　川贝　连轺

右尺空大，阳火由下亢炎，咽疼，继而神倦无力，法宜填摄下焦。

熟地　女贞实　茯神　牛膝　川斛　黄柏

湿邪内陷成痢，阴亏[③]囊皆肿，病最延绵。

台术　茯苓　桂心　广皮　厚朴　泽泻　猪苓

太阴太阳同治。

生於术　桂心　广皮　紫厚朴　茯苓　泽泻

① 阴质体亏：［程注］当作阴亏体质。

② 脉黄：［程注］脉黄不可解，必有脱失，或是脉数苔黄之意，中间脱去二字耳。《内经》固有辨络脉颜色法，唯从来案中未曾有也，其误无疑。

③ 阴亏：［程注］亏字颇疑衍，以本方与阴亏无着，且去一亏字，文义反通顺也。

阳微阴泛，卧则痰逆。

真武丸

肝火上冲，头旋目赤。

石决明　生地　桑叶　川石斛　丹皮　茯神

脉虚软，晨起恶心，胃阳薄也。

旋覆代赭汤

左脉弦数。

青蒿　半夏曲　黄芩　丹皮　知母　川贝

寒热经阻，形瘦脉涩，此属耗血，最不易治。

小建中汤

两和气血。

香山丸

脉弦数，禀赋阴弱，阳动不潜，络逆吐血，宜摄阴和阳。

犀角　知母　玄参　生地　川斛　藕汁

阳郁形凛，脘闷身疼。

杏仁　厚朴　广皮　桂枝　防己　泽泻

久嗽痰浓，胃中伏湿耳，但形神憔悴，脉微，最不易治。

生白扁豆　真川贝　燕窝　霍山石斛　白茯神　米仁

饮阻咳嗽。

旋覆花　米仁　橘红　杏核仁　浙苓　白芥子

汗止内热。

生地　阿胶　川石斛　麦冬　炙草　火麻仁

禀性豪爽，木火炎炎，柔金被侮，音低渐失，而已经一载，且年又花甲，肺阴日消，恐不易复，当忌炙煿厚味为要。

上清膏

脉涩，经事先期，脘痛引及腰髀，不时寒热此二维为病也，良由营血不足耳。

鹿霜　当归　茯苓　杞子　紫英　茴香

不时寒热，饮食渐减，肌肤疮痍，此长夏暑湿内伏，不独在卫，而营亦阻矣，两和营卫，令邪徐徐越出，始可望愈。

焦术　归身　黄芩　炙草　柴胡　半曲　白芍　青皮　陈皮　丹皮

脉细，脘痛暮盛，吐出食物未化，此肾阳受戕，失宣降之司，所谓痛则不通是也。良由得之饥饱烦劳使然，以脉论之，日久恐有关格大患，未可不早为图之。

人参　开花吴茱萸　淡附子　茯苓　真四川花椒　淡干姜

此乳岩也，女科之最难治者，开怀怡养，斯为第一要策，药味缓图，勿戕胃气，是属第二义矣。

漏芦　穿山甲　乳香　土贝　大麦芽　红花

湿热郁于营分，是以四末如烙，肌肤瘙痒，治以苦辛。

穞豆皮　金银花　粉萆薢　酒炒黄柏　白苦参　地肤子　赤芍药　晚蚕沙　白蒺藜　豨莶草

尿血脉微，年已花甲，此肾阴下夺，阳失其化，是以血从小肠而下，肾脏失封固之本也。

紫巴戟　粉萆薢　黑豆皮　生菟丝子　淡苁蓉　鸡内金　大麋茸　明琥珀屑

伏暑蒸热，头痛身疼。

藿香　杏仁　陈皮　厚朴　半夏　茯苓

营阴暗耗，心阳不宁，怔忡渐至。

生地　龙骨　丹参　天冬　茯神　柏仁

督虚背凛，脉来微细，此阴中之阳伤矣，法宜柔温养之。

鹿茸　菟子　归身　巴戟　杜仲　茯苓

舌苔黄，脘胀。

杏仁　茵陈　厚朴　连皮苓　半夏　广皮　草果　滑石粉

阳郁不宣，形凛头痛脘闷。

杏仁　厚朴　茯苓　广皮　桂枝　生姜

气痹，咳嗽脘闷。

枇杷叶　杏仁　枳壳　白桔梗　橘红　桑皮

吐血脉歇，二气惫矣，谨慎调理。

熟地黄　茯苓　川石斛　参三七　藕汁　花蕊石

肾虚湿著，腰为之痛。

茯苓　於术　炙草　干姜

久郁气血交痹，是以烦冤痰血，开怀为主。

丹皮　黑栀　半夏　橘红　柏仁　丹参

大建中法。

桂枝　川椒　饴糖　煨姜

嗽而呕恶，胃气弱也。

白扁豆　北沙参　霍石斛　川贝母　麦冬肉　块茯苓

左脉弦。

何首乌　人参

湿热阻于上焦，头胀恶风颐痛。

桂枝　杏仁　滑石　豆卷　川通　花粉

热减妨食神倦。

谷芽　川斛　陈皮　半曲　茯苓　知母

伏邪发热。

苏梗　橘红　杏仁　厚朴　花粉　连轺

湿疟，头重脘闷，疟来神愦，由正弱邪盛耳。

茵陈　厚朴　半夏　杏仁　菖根[①]　橘白

气阻脘痹。

枇叶　杏仁　枳壳　苏子　橘红　桔梗

娠五月，足太阴司胎，太阴与阳明为表里，阳明隶乎冲脉，冲脉空虚，是以易于堕胎，法宜固之升之。

人参　菟丝子　杜仲　焦术　条芩　禹余粮　白薇　湘莲

梦泄咽干，责在少阴空虚。

① 菖根：[程注]菖根应是菖蒲根。

熟地　天门冬　川斛　茯神　女贞子　龟板

久嗽，恶风寒热。

小建中汤

阴亏燥侵，嗽甚。

玉竹　川贝母　麦冬　霍斛　南沙参　茯神

血后咳嗽咽干，肺胃之阴亏耳。

北参　麦门冬　霍斛　扁豆　川贝母　茯神

肝气不疏，脘痛呕恶。

川楝　延胡索　香附　青皮　川连　大麦芽　橘红

疟后湿热未净，脘中不爽且痛，味甜。

金斛　麦芽　半夏片　茯苓　橘白　枳实皮

疟势渐减，心悸神倦。

谷芽　半夏曲　木瓜　橘白　鲜莲肉　茯苓

劳损嗽逆呕恶，养胃阴固属正治，然难奏绩。

人参　麦冬肉　茯苓　茯神　炙草　白粳米　南枣

劳伤阳气，神倦便溏。

人参　於潜术　茯苓　附子　干姜

久嗽音哑咽痛，脏阴损矣，恐不易复。

熟地　玄参　霍山石斛　人中白　天冬　糯稻根须

胃痛数载，脉虚而涩，经事先期，此属营虚气痹，不宜过于辛燥。

旋覆花汤加柏仁、茯神、橘红

阴弱湿疟，心中热，脘中闷。
鳖甲　草果　知母　生姜　乌梅　青皮

疟伤太阴，腹膨里急。
露姜饮[①]

暑湿内伏，发热脘闷，势欲成疟。
藿香　滑石　厚朴　杏仁　半夏　橘白

肾虚腰痛。
鹿茸　附子　杜仲　菟丝　巴戟　茴香　人参　茯苓

咳嗽盗汗、鼻衄，脉数，阴亏气浮使然，葆真为要，否则延怯。
熟地　石斛　白扁豆　茯神　北参　麦门冬

劳伤营卫，寒热咳嗽，自汗妨食。
黄芪建中汤

脉弦，嗽逆不得卧，属下虚不纳，乃虚证也。
都气丸

阳浮气动嘈杂，中脘刺痛，耳鸣，且摄阴以和阳。
熟地　苁蓉　茯神　萸肉　川斛　杞　巴戟　牛膝

舌苔浊腻。
茵陈　半夏　厚朴　滑石　杏仁　橘白

① 露姜饮：出自《温病条辨》，由人参、生姜组成，治太阴脾疟、腹满、四肢不暖。

脉长而弦，不时梦泄，相火内炽，脏阴失守，入春大气发泄，最虑失血。

熟地黄　茯苓　白芍　丹皮　旱莲子　女贞　金樱　芡实　天门冬　海参　牡蛎　川斛

阴弱气燥咳呛，宜用甘药，以养胃之阴。

葳蕤　麦门冬　霍山石斛　南参　北梨肉　炒黄川贝

阳升烦热，自汗头旋。

熟地　天冬　人参　茯神　牡蛎　龙骨

疮疡疟发由湿热者偏多。湿邪无有不戕阳气，阳伤则腑气不宣，络遂为之凝泣，少腹块垒，若奔豚状，腑以通为用，络以辛为泄，此其治也。

巴戟天　茯苓　沉香汁　桂心　胡卢巴　琥珀　川楝子　泽泻

伏暑成疟，体弱不宜过于攻泄。

藿梗　杏仁　橘白　茯苓　半夏　木瓜

阴弱伏暑发热，鼻衄汗多，慎加调理，勿忽视之。

赤麦冬　鲜莲子　霍斛　木瓜　茯神

高年阳衰，饮逆冲气咳嗽。

茯苓五味桂枝甘草汤

劳伤肾，左脉弦数。

贞元饮

体质阴亏，燥侵作咳。

桑叶　白沙参　玉竹　川贝　天花粉　生草

阴液枯槁，奇经无涵，身痛舌干。

生地　天门冬　桂圆肉　枸杞子

气郁脘痹。

苏梗汁　香附汁　枳壳汁　桔梗汁

太阴阴疟，妨食，涎沫泛溢，宜和中焦。

人参　半夏　茯苓　橘白　姜汁　乌梅

肝血内耗，已成干血瘵疾，咽痛音哑，晡热便溏，最不易治。

生地　元稻根须　川斛　麦冬　穞豆干皮　茯神

复疟，脊闷渴饮。

鳖甲　槟榔汁

舌苔浊腻，色如松花，瘅热不渴，少腹隐隐痹痛，此阴湿着于募原，中阳怫郁不宣，切勿投以寒凉，恐成疟痢。

藿香　半夏　紫色厚朴　杏仁　橘白　连皮茯苓

左脉涩，按之跃，肾阴空虚甚矣，急急葆真，勿见咳投以清润肺药。

熟地　阿胶　龟板　天冬　茯神　牡蛎　麦冬　霍斛

左寸数。

熟地　天冬　甜北沙参　茯神　霍斛　炒松麦冬

舌白，下利两月，脾阳伤矣，有年当此，恐延及肾致脱。

理中汤加桂心、茯苓

湿郁蒸热，恶心，舌白，脉来弦数，转疟为顺。

藿香　杏仁　半夏　厚朴　橘白　生姜

左脉弦，阴亏阳浮不潜，咳嗽盗汗。

生地　阿胶　天冬　茯神　川斛　牡蛎

脉弦，胃痛年久，病在于络。

桃仁　归须　闽姜　茯神　柏仁　延胡

络痹癖积，左胁胀痛，法宜通泄。

阿魏丸（一名鳖甲丸）

脉涩，胁肘痹痛，此气血窒痹，营络不宣使然，日久有失血痈疡之患。

归须　桃仁　乳香　麦芽　橘红　新绛　青葱

伏邪发热头痛。

淡豉　杏仁　枳壳　桔梗　橘红　连轺

阴液枯槁，跷维失护，心中辣热，四肢若痿，摄阴为主。

生地　阿胶　天门冬　茯神　牡蛎　料豆壳

脘痛，经事淋漓，腹胀，此气阻络痹，辛以润之。

旋覆花汤加柏仁、橘红、归须

脉涩，腿痛艰于步履，溺后如膏，小溲易癃，此属肾虚，延久恐成痿躄。

熟地　龟板　苁蓉　川斛　青盐　穞皮　茯神　虎骨

阴亏咽痛，便溏。

滋肾丸

阅病原，诊脉数，不独脏阴内虚，气亦少附耳，最虑食减喘急。

都气丸，人参汤送

虚风内煽，上扰阳明，呕哕涎沫，口耳牵引，肝胃同治。

旋覆　代赭　人参　半夏　茯苓　干姜

气阻脘胀，法宜疏之。

香砂枳术丸

湿郁成疟，脉弦小，宜辛温和之。

藿香　半夏　厚朴　杏仁　生姜　橘白

伏暑成疟。

藿香　半夏　厚朴　杏仁　滑石　白蔻

脉涩，阴弱，气郁络痹，胸臆不爽，失血，养阴佐以辛润，与胃无碍。

柏仁　生地　穞豆皮　茜草　丹参　茯神片

脉歇，饮邪内阻，咳嗽气逆。

真武汤

脉弦涩，阴液渐次枯槁，清阳势欲上结，脘膈不利，咽喉如梗，乃噎格之象，切勿动怒。

枇杷叶　半夏　姜汁

复疟，舌黄脉弦，宜和肝胃。

谷芽　半曲　广皮　茯苓　煨姜　木瓜

疟转下痢，脉细如丝，神倦不食，暑邪入里，正惫不能泄越，症险恐脱。

人参　柴胡　羌活　川芎　枳壳　桔梗　独活　炙草　前胡

劳伤营卫，寒热。

茯苓桂枝汤

暑风成疟，头胀恶心。

藿香　杏仁　半夏　滑石　通草　橘白

不独下焦阴损，中气亦惫矣，当归家调理为要。

人参　茯苓　半夏曲　橘红　木瓜　大麦仁

色黄，腹膨形寒。

谷芽　茯苓　米仁　半曲　新会　木瓜

新凉外束，卫阳失护，背凛嗽逆，势欲发哮

杏仁桂枝汤去芍，加茯苓

脉弦数，利后发热，咳嗽头胀。

香薷　桑皮　杏仁　桔梗　橘红　连轺

脉数无序，少阴颇虚。

六味汤加牡蛎、川斛、天冬，去萸

舌白脉弦。

人参　附子　煨姜　南枣　吴萸　茯苓

肝胃气结，痰多。

温胆汤

风湿相搏，发热头重，肌肤搔痒。

茵陈　桑皮　豆卷　杏仁　浙苓　米仁

肾阳告衰，嗜寐呵欠。

人参　附子　远志　茯苓　菟子　鹿茸

左脉独弦，耳鸣偏左，木火无疑。

苦丁茶　鲜荷叶　连轺壳　绿豆皮　黄菊花

阴弱阳浮，火升牙宣。

六味去萸，加二至、海参、湘莲、麦冬、川斛

湿邪成疟，脘闷。

草果　厚朴　杏仁　半夏　广白　茵陈

伏邪三疟。

桂枝　块苓　厚朴　煨姜　花粉　橘白

先理肝胃之逆。

旋覆花　人参　茯苓　代赭石　半夏　姜汁

脉数，阴液内耗，气燥化热，舌红苔黑，咳嗽渴饮。

生地　麦冬　甘蔗汁　阿胶　知母　霍石斛

脉弦涩，嗽逆，此阴亏气浮使然，非客邪可散，先以胃药。

北沙参　霍斛　扁豆　麦冬　茯神

疟久伤阳，痹胀腹大，二便不爽，最不易治。先开太阳，令其阳气宣达再商。

五苓散

左脉弦，疟来头胀。

小柴胡汤去参

湿郁成痢。

茆术炭　茯苓　炙甘草　炒陈皮　木瓜　炮姜炭

哮喘遇劳即发，发则大便溏泄，责在少阴阳虚。

真武丸

脉尚弦。

苏子　丹皮　枇杷叶　瓜蒌皮　桃仁　紫菀　黑山栀　化橘红（盐水炙）

伏暑成疟，舌苔浊腻，中脘不爽，恶心恶风。

藿香　厚朴　白豆蔻　杏仁　半夏　广皮白

陡然失音，究属少阴阴亏，不能上供使然。法宜滋阴，以肃肾系。

生地　南沙参　元稻根须　玄参　川贝母　小真绿豆皮

痛痹肢浮，形凛恶风。

蠲痛丹

先清风热。

薄荷　川贝　桔梗　连轺　杏仁　甘草

阳微伏邪，寒多热少，间日一发，治以辛温。

杏仁　桂木　生姜　茯苓　炙草　大枣

肠红日久，脾肾交虚，头旋便溏。

黑地黄汤[①]

湿邪内阻，腹痛下利，参之色脉，正气殊虚，勿忽视之。

五苓散加厚朴

诊脉细涩，便血已二十余年，不时举发。近来头眩耳鸣，身若浮云，似难

① 黑地黄汤：《黄帝内经·素问》中有载，由熟地黄、苍术、干姜组成，可补肝肾两虚。

撑持，肉瞤肢麻，此络血下渗，营阴暗耗，厥阳无制，化风内煽。此属脏病，关系甚巨，议用填固脏阴，收摄浮阳，以息内风，是其治也。

熟地　五味　人参　茯神　龙骨　牡蛎　天冬　湘莲

三疟脉弦。

炙草　煨姜　当归身　茯苓　南枣　粗桂木

食下不运，中脘有形如梗。

白术　半夏　附子　枳实　干姜　茯苓

脉数，努力劳伤失血，血去阴伤，气浮咳逆，渐延阴损。

生地　茯神　北沙参　川斛　麦冬　穞豆皮

下利身热。

藿香　防风　广皮　厚朴　茯苓　煨姜

行动气逆，咳嗽痰多。

附都气丸

遗精，气逆嗽痰，宜摄少阴。

熟地　湘莲　金樱子　茯神　芡实　北五味

肝气不疏，久利腹痛。

安蛔丸

复疟，气弱神倦。

人参　茯苓　生姜　谷芽　陈皮　乌梅

阴亏气浮失血，便溏食减。

茯神　白芍　北沙参　炙草　麦冬　建莲肉

疟热逼络牙宣。

生地　石膏　知母　麦冬　竹叶

伏邪寒热，身痛舌白。

花粉　桂枝　白芍　炙草　生姜　大枣

湿邪内郁，腹痛便溏。

广皮　茯苓　藿香梗　厚朴　香附　砂仁壳

风火上郁，头目不清，暂以辛凉。

薄荷　桔梗　黑栀皮　桑皮　象贝　连轺壳

遗泄频来。

熟地　芡实　金樱子　龙骨　牡蛎　桑螵蛸　五味　茯神　山药　湘莲　女贞　远志

炼蜜捣丸

食下䐜胀，饥则尤甚。

熟地　白茯苓　枸杞炭　沙苑　紫石英　牛膝炭

临服磨入沉香汁

伏邪发热，舌白。

桑皮　杏仁　通草　浙苓　米仁　芦根

痰饮内阻，清阳失旷，脘痛拒纳，乃噎格之象，开怀为要。

半夏　吴萸　茯苓　干姜

情志怫郁，心阳与肾真不交，少寐阳痿，体质多湿，柔腻之品不合，宜用王荆公妙香法[①]。

人参　茯苓　龙骨　茯神　炙甘草　湘莲　远志　辰砂　广木香　益智仁

复疟，脉弦数。

人参　九制首乌

阴阳水煎露一宿

伏暑，心中灼热，头胀，治以辛凉。

连翘　花粉　川贝　益元散[②]　灯薪　辰砂　竹叶

阴亏于下，气热于上，鼻塞不利，头目不爽，治以轻剂。

桑叶　花粉　连翘壳　甘草　象贝　黑栀皮

阴亏气燥咳嗽。

玉竹　桑叶　南沙参　川贝　花粉　扁杏仁

左脉弦数，咳嗽脘闷寒热。

小柴胡汤去参

阴伤便血。

滋肾丸

正弱邪重，勿忽调理。

广藿香　厚朴　广皮　连皮苓　神曲　青皮　麦芽　大腹皮

① 王荆公妙香法：北宋王安石，字介甫，号半山，谥文，封荆国公，世人又称王荆公。《太平惠民和剂局方》载妙香散，由茯苓、茯神、人参、远志、龙骨、益智仁、朱砂组成，可安神定心气。此处或由妙香散方化裁而来。

② 益元散：［程注］益元散中有辰砂，疑重出。或是辰砂益元散，误离为二味耳，前有例在。又此方七味，其为重出，殆不疑也。

疟久阳微失护，寒热不已，法宜温阴中之阳。

鹿茸　附子　当归　人参　茯苓　生姜

气热咳嗽痰血。

苇茎汤

阴亏气燥音嘶。

玉竹　桑叶　南沙参　川贝　花粉　北梨汁

梦泄咳嗽，此少阴不纳也。

熟地　川斛　天门冬　茯神　麦芽①　北沙参

阳气式微，行动气逆。

附子　北五味　胡桃仁　茯苓　沉香汁　紫石英

脉弦，胸胁痹痛引背，曾吐瘀食下拒纳，此属血格。

红花　桃仁　旋覆花　橘红　生葱管　柏子仁

脉涩，失血咳嗽，妨食盗汗，渐延劳怯之途，勿忽视之，须静养为妙。

小建中汤

渐延干血，急急护阴。

熟地　天冬　川石斛　阿胶　茯神　鸡子黄

① 麦芽：［程注］前有二方应用麦芽，却误麦冬，此则麦冬误麦芽矣，均钞时笔误所致，当为改正之。此方无用麦芽之理，其为麦冬之误无疑也。

叶氏方案终

暑风上受，首先犯肺，执[1]蕴不解，逆传心包。肝阳化风，盘旋舞动，神昏谵语，脉虚，急宜辛凉，开热疏痰。俾神魂复摄，斯无变幻，为今治法，须治上焦，苦降消克，是有形有质，非其治矣。

犀角尖（二钱） 鲜生地（一两） 甘草（五钱） 廉珠末（三分研细冲入） 焦丹皮（二钱） 连轺（一钱五分） 赤芍（二钱） 卷心竹叶（二钱） 白灯心（五分）

煎成化服牛黄丸二分、冰糖四两、乌梅一钱煎汤代药[2]

病久阴阳两伤，神迷微笑，厥逆便泄，正虚大著。若治病攻邪，头绪纷纭，何以顾其根本，莫如养正，以冀寇解。

人参（一钱五分） 青花龙骨（五钱） 白芍药（三钱） 南枣（去核三枚） 淘净淮麦（一合） 炙黑草（一钱）[3]

补正厥泄并止，邪少虚多彰明矣，清火、消痰、理气，辛开下乘方法，片瓣不得入口矣，急宜扶助肝阴，俾得阴阳交恋，不致离二，则厥逆自止。然非可旦夕图功，希其不增别症，便是验处。

细北沙参（一两） 青花龙骨（八钱） 南枣（四枚） 白芍（五钱） 炙黑甘草（一钱五分） 上清阿胶（二钱） 淮麦（一两）

黏痰咳呕外出，邪有外达之机，神识颇清，正有渐复之势矣，但筋惕脉

① 执：［程注］执为热之误。

② 代药：［程注］代药误，当时代水或代茶耳。

③ 程注：叶氏用淮麦甘枣汤取得法，屡效大症。《古今医案按》附记中载之，可证也。吾亦喜用此，得效亦多。徐灵胎为古禁方之类，未必然也。

虚，元气实馁，扶过秋分大节，得不变幻，方可。

大淮生地汁（五钱煎三十沸） 龙骨（五钱） 白芍（三钱） 天冬（一钱） 鲜白花百合汁（五钱煎三十沸） 人参（一钱） 淮麦（五钱） 南枣（二枚） 上清阿胶（一钱五分） 炙黑甘草（一钱）

将前四诊合参，颇有功成之望，然日就坦途乃佳。

人参（一钱包举大气） 天冬（一钱清滋金水） 炙黑草（五分调和解毒） 麦冬（一钱五分滋金土） 川斛（三钱养胃口生真） 生地汁（一两捣同煎培益先天阴气）

鲜白花百合汁煎汤代水（清金降火，生津化热）

夫用药如用兵，须投之必胜，非徒纪律已也。况强敌在前，未可轻战，戢民固守，则是可为。今观此症本质素亏，时邪、暑湿、热三气交蒸互郁，上犯清灵，都城震惊，匪朝伊夕矣。藏精真气神衰惫困穷，阳津阴液，久为大伤，治唯保其胃口生真培元固本，犹恐不及，何暇再顾其标之痰热耶？仍主前法。

人参（一钱） 阿胶（一钱五分米粉炒） 穞豆皮（三钱） 茯神去木（二钱） 天冬（炒松一钱） 麦冬（炒松一钱） 大生地（一两炒黑） 甜北沙参（四钱）

百合煎汤代水

神气渐复，生机浡然，但受伤已久，未易收功，缓以图之，静以待之。

人参（一钱） 熟地炭（四钱） 炒松麦冬（一钱五分） 阿胶（一钱五分） 生地炭（四钱） 炒松天冬（一钱五分）

百合汤代水

痰中微带红色，此交节气代更，浮游之虚火上升，无足怪也，治宜清上益下。

人参（一钱） 霍石斛（三钱） 生牡蛎（四钱） 绿豆壳（三钱） 麦冬（一钱五分） 白粳米（三钱） 白芍药（三钱） 清阿胶（一钱五分） 茯神（三钱）

百合汤代水

膀胱主肾，睡熟小便自遗，足征神气衰微所致，于此可见消痰理嗽辛燥和阳，均非善治。拟润补法中佐以交通心肾，使水升火降，精灵复职，方为中的。若仅从事于脾胃，与经旨本末有乖矣，用是力辟通套，迸弃习俗弊窦，谨按内经撰方。

人参（一钱） 阿胶（二钱） 桂圆肉（三钱） 炒黑远志（甘草汤泡去心七分） 茯神（三钱） 枣仁（一钱五分炒） 炙黑草（七分）

清补肺胃两阴

北沙参（一两） 朱砂拌麦冬（二钱） 去木茯神（三钱） 穞豆皮（三钱） 盐水煮石决（五分）[①] 霍山石斛（三钱）

百合汤代水

病势大减，舍本理末可矣，盖脾为生痰之所，肺为贮痰之具，治以清肃上焦，佐以疏通中气。

鲜桑叶（二钱） 北沙参（五钱） 米仁（四钱） 茯神（三钱） 橘白（一钱） 甜杏仁（去皮三钱） 冬瓜子（去壳三钱） 去壳生谷芽（五钱）

复诊方

川斛（三钱） 麦冬（一钱五分） 橘白（一钱） 甘草（五分） 茯神（二钱） 鲜藕（三片，去壳） 生谷芽（五钱）

再诊

大生地（四钱） 川石斛（三钱） 茯神（三钱） 炒枣仁（一钱五分） 穞豆皮（三钱） 麦冬（一钱五分）

又诊

① 石决：［程注］石决质重，方中用之，每重于其他药品，无用五分之例，其为五钱之误欤。

研细水麻仁（三钱） 归尾（一钱五分） 焦麦芽（三钱） 炒桃仁（二钱研） 盐水炒陈皮（一钱） 半曲（一钱五分） 柏子仁（一钱五分）

又诊方

炒黑远志（一钱） 柏子仁（二钱） 盐水炒陈皮（一钱） 炒酸枣仁（二钱） 白茯苓（三钱） 真陈半夏曲（一钱五分）

阳脉涩，阴脉弦，法当腹中急痛，今复沉郁暴寒，宜更进一筹，拟方备采。

淡干姜（一钱） 淡附子（一钱炒） 去皮厚肉桂（五分） 炒白芍（一钱五分） 白饴糖（二钱） 炙甘草（一钱） 炒香大枣肉（二钱）

复诊方

川桂枝（一钱） 淡干姜（一钱） 酒炒元胡索（一钱五分） 五灵脂（酒炒二钱） 白芍药（一钱五分酒炒） 开口真川椒（三分炒） 大枣肉（二钱） 炙甘草（五分） 泡淡乌梅肉（炒枯一钱）

胞门气虚，胃气下泄，乃有是正喧之病，古人以膏发煎导之，今宜先用补中益气法，以升其气为妙。

人参（一钱） 炙黄芪（一钱五分） 焦术（一钱五分） 升麻（五分） 炒柴胡（五分） 血余（二钱） 当归身（钱半） 陈皮（一钱） 炙草（五分） 真阿胶（二钱生溶冲）

据述病原即交肠症，一名癌疾，摇[①]拟一方，亦不过约略云尔，未敢希功。

生地（二钱） 血余（二钱） 阿胶（二钱） 炙草（五分）

此按系己丑岁假，叔父本抄录至辛卯岁桃月初六日午刻始竣

① 摇：［程注］遥之误笔。